Erwin Parfy

Verhaltenstherapie

Erwin Parfy

Verhaltenstherapie

Praxis Psychotherapie Band 3

facultas

Mag. Dr. Erwin Parfy
studierte in Wien Psychologie, absolvierte eine verhaltenstherapeutische Ausbildung und arbeitet als Psychotherapeut in freier Praxis. Als Lehrtherapeut ist er in der verhaltenstherapeutischen Fort- und Weiterbildung vielschichtig engagiert.

Bibliografische Information der Deutschen Nationalbibliothek

Die Deutsche Nationalbibliothek verzeichnet diese Publikation in der Deutschen Nationalbibliografie; detaillierte bibliografische Daten sind im Internet über http://dnb.d-nb.de abrufbar.

1. Auflage 2021

facultas Universitätsverlag, Stolberggasse 26, 1050 Wien, Österreich

Lektorat: Mag. Katharina Schindl, Wien
Satz: Wandl Multimedia-Agentur, Groß Weikersdorf
Druck und Bindung: Druckerei Berger, Horn
Printed in Austria
ISBN 978-3-7089-2142-6
eISBN 978-3-99111-372-0

Vorwort

Zunächst möchte ich mich beim Facultas-Verlag für das Vertrauen bedanken, mich als Autor für die vorliegende Reihe „Praxis Psychotherapie“ angefragt zu haben. Wir haben schon mehrere gemeinsame Projekte hinter uns, bei denen ich den Leser*innen die Verhaltenstherapie nähergebracht habe, und gerne mache ich es mir wieder zur Aufgabe, dieses dynamische Feld meiner psychotherapeutischen Grundorientierung in eine sprachliche Ordnung zu bringen. Praxisnah soll es sein, für angehende Psychotherapeut*innen ebenso einen ersten Zugang ermöglichen wie für Hilfesuchende, die sich über die Verhaltenstherapie informieren wollen.

Da liegt freilich auch schon eine erste Hürde, denn von *der* Verhaltenstherapie zu sprechen, als ob sie unabhängig von den konkreten Personen der Therapeut*innen und der Hilfesuchenden und unabhängig von den sich in deren Zusammenarbeit bewährenden Theorien und Methoden existieren würde, verbleibt mir persönlich zu sehr im Abstrakten und lässt nur schwer begreifen, was sich in den Praxisräumen wirklich ereignet. Mir ist es daher ein Anliegen, den lebendigen Moment einer Begegnung von Mensch zu Mensch einzufangen, aus dem sich dann ein therapeutischer Prozess entwickelt und nährt – so erlebe ich zumindest selbst meine berufliche Tätigkeit. Die Bezugnahme auf die vielen Konzepte, Strategien und therapeutischen Techniken, die sich im Einflussbereich der Verhaltenstherapie unschwer auffinden lassen, würde ich gerne dem einzigartigen Verlauf von Passungen und Divergenzen in der therapeutischen Beziehung nachgeordnet sehen.

Die faktischen Ereignisse beim Beschreiten eines gemeinsamen therapeutischen Weges werden oft zur anregenden Quelle einer Kreativität, die ebenjene Konzepte, Strategien und Techniken in höchst individueller Weise an die augenblicklichen Anforderungen heranzuführen vermag. Und als im eigentlichen Wortsinn kreativ ist wohl auch die Art und Weise zu bezeichnen, in der die Hilfesuchenden dann darauf antworten, nämlich mit dem Entdecken neuer Möglichkeiten des Umgangs mit sich selbst und mit anderen. Persönliche Veränderung kann demgemäß als kreativer Akt verstanden werden, ähnlich wie ein Geburtsvorgang, bei dem sich neben dem Schmerz auch eine neue Lebendigkeit offenbart.

Mir ist durchaus bewusst, dass ich mich hier von einer eher unüblichen Seite an die Verhaltenstherapie annähere. Der in der Literatur meines Faches sonst häufig vorzufindenden sachlich-technischen Begrifflichkeit möchte ich mit einer weniger distanzierten und somit weniger limitierenden Sprache entgegengehen.

In meiner langjährigen Berufsausübung haben mich viele geschätzte Kolleg*innen eindrücklich daran teilhaben lassen, wie sie selbst eine sehr offene, von hohem Respekt für die situativen Erfordernisse getragene Umsetzung von verhaltenstherapeutischem Gedankengut realisiert haben. Diesen Aspekt zu betonen fühle ich mich verpflichtet, denn er kennzeichnet all das, was ich an der Verhaltenstherapie so schätze. Und er räumt auf mit dem leider noch immer herumgeisternden Zerrbild, dass hier vielleicht gar zu mechanistisch und direktiv gearbeitet werden könnte, was wohl der oft formalistisch anmutenden Darstellungsweise verhaltenstherapeutischer Konzepte geschuldet ist.

Ich hoffe also, dass ich mit allfälligen Vorurteilen aufräumen kann und dass das Empfinden geweckt wird, hier „gut landen“ zu können. Mit einer hohen Bereitschaft von Verhaltenstherapeut*innen, jede noch so unerwartete Schwierigkeit im Therapieverlauf mit gemeinsamer Anstrengung zu überwinden, ist jedenfalls zu rechnen.

Noch ein paar Worte zu dem nun folgenden Text: Ich wollte mit meinen Sätzen nahe an der Art meines sprachlichen Ausdruckes bleiben, weil mir dies für das Unterfangen, die verhaltenstherapeutische Praxis zu beschreiben, besonders naheliegend erscheint. Schließlich handelt es sich um eine Tätigkeit, die vorwiegend auf einem „Miteinander-Sprechen“ basiert. Die potenziellen Leser*innen standen mir beim Schreiben förmlich gegenüber, und so oder so ähnlich würde ich allen erzählen wollen, was ich über den von mir geschätzten Beruf als mitteilenswert erachte.

Freilich nimmt so eine Erzählung notwendigerweise immer die Form einer zeitlich linearen Abfolge von aneinandergereihten Abschnitten an, wiewohl sich im Kopfe der Therapeut*innen vieles parallel ereignet und fachliche Überlegungen als komplexes und gleichzeitiges Geschehen ablaufen, angeregt von den unmittelbaren Eindrücken aus dem persönlichen Kontakt mit den Hilfesuchenden. Doch ähnlich wie in der therapeutischen Sitzung ist auch im Schreiben eine Synthese daraus zu bilden, mündend in einen konkreten Satz, der versucht, den inneren Überlegungen wie auch den äußeren Anforderungen gerecht zu werden, so gut es gerade möglich ist.

Wer sich darüber hinaus selbst in der verhaltenstherapeutischen Fachliteratur umsehen und sich ein eigenes Bild von den im Hintergrund mitgedachten theoretischen Grundkonzepten machen will, findet im vorletzten Kapitel eine ausführliche Auswahl der aktuellen verhaltenstherapeutischen Ansätze, wo auch einführende Publikationen genannt werden.

Was die „gendergerechte" Personenbezeichnung betrifft, so habe ich da eine eher geschlechtsneutrale Form vor Augen: Menschen sprechen in Therapien mit Menschen, wobei sich einerseits die berufliche Rolle von Psychotherapeut*innen als professionelle Helfer*innen ausmachen lässt und andererseits die Person der bzw. des Hilfesuchenden (eine von mir bevorzugte Bezeichnung, um dem Disput aus dem Weg zu gehen, ob es besser wäre von Klient*innen oder Patient*innen zu sprechen). Alle zusammen lassen sich in jeder nur erdenklichen Konstellation von geschlechtlichen Identitäten denken.

Beim Schreiben bin ich ohnedies immer häufiger zu einem „Wir" gelangt, wo ich alle Leser*innen miteinbeziehen möchte in eine Sicht der Dinge, die meiner Meinung nach für uns alle gilt, da wir gemeinsam, als Menschen unter Menschen, in vielen psychischen Belangen sowieso „in ein und demselben Boot sitzen".

Wien, im Mai 2021 Erwin Parfy

Inhaltsverzeichnis

1 Einführung

Wenn wir uns zuvorderst fragen, was in der verhaltenstherapeutischen Praxis von zentraler Bedeutung ist, dann sind für mich persönlich weniger die geschichtlich gewachsenen Behandlungskonzepte an erster Stelle zu nennen, sondern die therapeutische Grundhaltung einer konstant achtsamen Präsenz, die der praktischen Umsetzung ebenjener Konzepte vorauszusetzen ist. Diese therapeutische Grundhaltung besteht in der konzentrierten Anerkennung dessen, was unmittelbar vonseiten der Hilfesuchenden ausgedrückt wird, sowie in der präzisen Reaktion und unterstützenden Bezugnahme darauf. Und um hinreichend präzise reagieren und unterstützen zu können, ist wiederum das erwähnte weit gefächerte und in zahlreiche Behandlungskonzepte gegossene Erfahrungswissen nötig, welches im Hintergrund permanent mitwirkt und das konkrete verhaltenstherapeutische Handeln von Moment zu Moment beeinflusst.

Seit über hundert Jahren und in wiederholten Wellen der Erneuerung haben sich jene verhaltenstherapeutischen Behandlungskonzepte ausgebildet. Sie orientieren sich gerne an den Einsichten der Grundlagenforschung der verschiedensten wissenschaftlichen Disziplinen und haben sich in der Regel einer systematischen Auswertung ihrer Praxistauglichkeit gestellt. Um vorab eine erste Vorstellung von der Bandbreite dieser Ansätze zu vermitteln, vielleicht einige Beispiele dazu.

*So kann entsprechend der jeweiligen Rahmenbedingungen die Umsetzung eines Behandlungskonzeptes mal mehr systematisiert oder mal mehr individualisiert erfolgen. In Krankenhäusern und Reha-Kliniken wird etwa gerne in Gruppen und mit themenspezifisch vorstrukturierten Schwerpunkten in eher kürzerem Zeitrahmen verhaltenstherapeutisch gearbeitet, in der Nachbetreuung und in der freien Praxis der niedergelassenen Psychotherapeut*innen hingegen vorwiegend im Einzelsetting, in einer freieren Annäherung an die vorgebrachten Schwierigkeiten und über deutlich längere Zeitspannen hinweg.*

Neben diesen rein äußerlichen Unterschieden gibt es auch inhaltlich ganz verschiedene Kristallisationspunkte für Veränderungsprozesse. Mal scheint die intensive Auseinandersetzung mit der eigenen Biografie einen besseren Zugang zu relevanten Gefühlen zu ermöglichen, mal verspricht die Einübung konkreter Fertigkeiten eine adäquatere Bewältigung emotional aufgeladener zwischenmenschlicher Situationen, mal wird der therapeutische Fokus auf die Neigung zu gedanklichen Schlussfolgerungen mit fataler Wirkung gelegt. Und das alles kann aufeinander folgen oder eng miteinander verwoben stattfinden, oder aber nichts von all dem wird als vordergründig hilfreich eingeschätzt. Dann beginnt eine gemeinsame Suche, bis einer der vielen anderen verhaltenstherapeutischen Ansatzpunkte für genau diesen Moment in genau dieser therapeutischen Konstellation passend erscheint.

Die Verhaltenstherapie zeigt sich also bei näherer Betrachtung rasch als äußerst vielgestaltig und als im Laufe ihrer Geschichte sehr dynamisch gewachsen, mit zahlreichen, teils nicht immer ganz aufeinander abgestimmten Parallelentwicklungen. Die vorzufindenden Ansätze weisen einerseits immer wiederkehrende Grundprinzipien auf und sind meist in einer auf die Behandlungszwecke konzentrierten sachlich-wissenschaftlichen Sprache beschrieben, andererseits ermöglichen sie eine Adaption mit hohen Freiheitsgraden und erlauben somit sehr individuelle Umsetzungen von ursprünglichen Behandlungsentwürfen.

Verhaltenstherapeut*innen in den unterschiedlichsten Ländern rund um den Erdball haben offensichtlich ihre persönlichen Praxiserfahrungen als Herausforderung gesehen und die von ihnen vorgefundenen Behandlungsvorstellungen aus- und umgebaut, ja oft auch gänzlich neue und unerwartete Sichtweisen eingebracht und empirisch erprobt. Der daraus resultierenden bunten Theorienlandschaft sieht man durchaus an, dass hier mit dem steten Nachschärfen der bisherigen Gepflogenheiten gerungen wurde (und wird), und man ahnt, dass es den Pionier*innen des Faches sehr ernst damit ist, dem Leben mit all seinen Fallstricken in immer neuen

Annäherungen gerecht zu werden. Sie trachten offensichtlich danach, ihre Hilfestellung mit vorbehaltlos geklärtem Blick entsprechend ihren Einsichten weiter zu präzisieren.

Dieser Zugang verlangt freilich nach mutigen Therapeut*innen mit integrativen Fähigkeiten, welche die im Leben wie auch in Therapien unvermeidlich auftauchenden Ungewissheiten überbrücken können und dabei flexibel auf eine große Bandbreite von Sichtweisen und Strategien zurückgreifen. Und er verlangt nach Persönlichkeiten, die sich nicht zwanghaft an einem vermeintlich einzig richtigen Konzept anhalten wollen, sondern bereit sind, „maßgeschneiderte“ Antworten auf individuelle Anforderungen zu finden. Eine treffsichere Intuition und damit verbundene Entscheidungssicherheit bezüglich einer möglichst stimmigen Sichtweise der vorliegenden Problematik ist gefragt, gangbare therapeutische Wege lassen sich dann meist unmittelbar davon ableiten. Eine fundierte Vertrautheit mit den menschlichen Schwierigkeiten, gepaart mit Einfühlungsvermögen und Mitgefühl wird hier zum Schlüssel für eine gelingende Passung und die daraus resultierende Ermutigung zu einer neuen Lebensperspektive.

Wie nun einsteigen in eine detaillierte Darstellung dessen, was die Verhaltenstherapie ausmacht? Vielleicht bei der Schilderung des Anfanges einer jeden psychotherapeutischen Beziehung, also in der Situation des Erstgespräches und darüber hinaus.

1.1 Die Phase des Kennenlernens

Wenn sich jemand auf die Suche nach psychotherapeutischer Hilfe macht, hat er meist schon viel durchlitten. Schmerzliche, verunsichernde Gefühle, zweifelnde, anklagende oder fordernde Gedanken, körperliche Beschwerden, Impulsdurchbrüche oder Verhaltensexzesse, Beziehungskrisen oder Zuspitzungen am Arbeitsplatz – eine leicht fortsetzbare Aufzählung menschlichen Erlebens, das mehr oder weniger qualvoll darauf drängt, persönliche Veränderung zu wünschen und sich dafür auch einzusetzen, was immer das dann auch konkret bedeuten könnte.

Hinweise und Empfehlungen von Freund*innen und Bekannten, es doch mal mit Psychotherapie zu probieren, können da folgen. Auch wertvolle Fingerzeige aus der Lektüre von Selbsthilfeliteratur sind vielleicht im Hinterkopf. Eine Suchmaschine im Internet ist rasch gefunden, erst bloß aus neugierigem Interesse, wer denn da so verfügbar wäre, und nach längerem Herumklicken lässt schließlich ein Bild eines*einer professionellen Helfers*in mit ansprechendem Begleittext innehalten.

Freilich ziemlich aufregend, sich auf so ein Angebot einzulassen. Aber wie heißt es so schön: „Nur wer wagt, gewinnt!" Und es geht ja um nichts weniger als um das eigene Leben, das es wieder voll und ganz zurückzugewinnen gilt. Also vielleicht mal drüber schlafen, oder aber ganz dem Augenblick vertrauen und gleich anrufen, nein, besser ein Mail schicken, das ist fürs Erste neutraler. Wer weiß, ob überhaupt ein Therapieplatz frei ist, und auch das mit dem Geld und wie häufig solche Sitzungen stattfinden sollen, ist vorab zu klären. Und was ist dort eigentlich im Erstgespräch vorzubringen? Wie soll all das, was plagt, in Worte gefasst werden? Vielleicht gleich noch einige Notizen machen, damit nichts vergessen wird. Ungewiss bleibt freilich, ob das Gespräch gut in Fluss gerät und es sich gut anfühlt, endlich mal alles loswerden zu können. Hoffentlich Verständnis zu finden für die Not in der derzeitigen Situation, und ja, auch etwas möglichst Konkretes mitnehmen zu können, das den Umgang damit irgendwie erleichtert …

So oder so ähnlich werden sich die inneren Abläufe auf den Moment der ersten Begegnung hin bewegen. Therapeut*innen wissen, wie aufwühlend und letztlich folgenschwer jene Überlegungen und Entscheidungen sind, und haben dies auch vor Augen, wenn jemand erstmals im Therapieraum im Sessel gegenüber Platz nimmt. In einer solcherart begonnenen Verhaltenstherapie wird seitens der Therapeut*innen darauf geachtet, eine möglichst konfliktfreie, natürlich-ungezwungene und Sicherheit vermittelnde Atmosphäre zu schaffen. Das bedeutet, dass eine Gesprächsführung durch die Therapeut*innen zu erwarten ist, bei der behutsam und aktiv erkundet wird, welche persönlichen Motive nach Veränderung suchen lassen (Parfy, Schuch & Lenz, 2016).

Vielleicht tasten sich die ersten Fragen zunächst einmal an die neutraleren Rahmenbedingungen des Lebens heran (Alter, Herkunft, Familienstand, Beruf), um nicht sofort zu heiklen Themen vorzudringen, davon ausgehend, dass die damit verbundene Berührbarkeit möglicherweise noch ein wenig Zeit braucht. Emotionale Überforderung wird hier vermieden und die Entwicklung einer sich als tragfähig erweisenden therapeutischen Beziehung steht eingangs im Vordergrund. Mit zunehmender Vertrautheit in der ungewohnten Gesprächssituation, wo sich auch die Therapeut*innen schon in ihrer Art zu fragen oder Gedanken auszudrücken persönlich gezeigt haben und somit abschätzbarer erscheinen, nähert sich dann der geeignete Moment für die Schilderung der eigentlich belastenden Umstände des aktuellen Lebens.

*Verhaltenstherapeut*innen möchten sich ein möglichst plastisches Bild von den individuellen Schwierigkeiten machen und werden von Beginn an Wert darauf legen, die Innenwelt des Gegenübers detailliert nachvollziehen zu können. Im Gespräch wechselt die Schilderung der vorgebrachten Kernprobleme mit darauf abgestimmten Fragen ab, die konkreter erfassen und verstehen wollen, was hier durchlebt wird. In welchen Situationen treten welche belastenden Phänomene auf? Was wird körperlich empfunden und welche Gefühle und Gedanken drängen sich auf? Wird etwas unternommen, um die Situation zu verändern, und, wenn ja, was genau geschieht dann und worin besteht der nachfolgende Effekt? Und seit wann und wie häufig treten diese Phänomene auf?*

Viele solcher von natürlichem zwischenmenschlichem Interesse und emotionaler Anteilnahme getragene Fragen ermuntern zur Offenheit bezüglich den Themen, die jemanden in eine Therapie führen. Hier wird es im Erstgespräch meist recht „dicht“ an komplexer Information und emotionaler Berührtheit. Und es liegt auch in der Hand der Therapeut*innen, rasch herauszufiltern, welche Hauptstränge des Erzählten von unmittelbarerer

Relevanz sind und wo es sich zwar auch um wichtige Hinweise, aber nicht um zentrale Anliegen handelt.

Es entsteht auf diesem Weg ein Bild von der gegenwärtigen Lebenssituation eines Menschen mitsamt seiner familiären Geschichte (Hand, 2008; Zarbock, 2008). Das Geflecht seiner derzeit wichtigen Beziehungen, seiner täglichen Anforderungen, seiner Probleme und Hoffnungen wird greifbar. Gegen Ende des Erstgespräches versuchen Verhaltenstherapeut*innen, zusammenzufassen und wiederzugeben, was sie vom Gegenüber erfahren haben. So kann auch eine Rückmeldung erfolgen, ob die Lebenssituation stimmig aufgefasst wurde und Übereinkunft in der Sichtweise von bestehenden Schwierigkeiten hergestellt werden konnte.

Ein diesbezüglicher Konsens erlaubt manchmal selbst in einer frühen Phase der Therapie eine erste Hypothesenbildung betreffend mögliche Ursachen und denkbare therapeutische Hilfestellungen auf der Suche nach Veränderung. Nicht selten entstehen bereits hier erste Ansatzpunkte und hoffnungsgebende neue Blickwinkel auf die nur allzu vertrauten Schwierigkeiten (Kanfer, Reinecker & Schmelzer, 2012).

Freilich kann die Komplexität des ersten Eindruckes auch weitere erkundende Anstrengungen erfordern, um Genaueres über mögliche therapeutische Hilfestellungen sagen zu können. Dies freimütig einzuräumen und keine vorschnellen und daher unseriösen Schlüsse ziehen zu wollen, ist wohl selbstverständlich. Die Hilfesuchenden haben immer die Wahl, ihren Eindruck des Erstgespräches nachwirken zu lassen, und können sich zu Hause in aller Ruhe überlegen, ob sie weitere Stunden vereinbaren wollen. Das therapeutische Beziehungsangebot bleibt jedenfalls frei von jedem Drängen in diese Richtung.

Kommt es zu einer Fortführung der Therapie, treten Stunde für Stunde vor dem Hintergrund der aktuellen Ereignisse die wiederkehrenden Muster im Leben der Betroffenen immer deutlicher hervor. Ergänzt um vielleicht bisher übersehene Aspekte, zunehmend detailliert und differenziert durch ausführlichere Schilderungen und diesbezügliche Nachfragen, entsteht so ein miteinander abgestimmtes Sprechen über die persönlichen Schwierigkeiten. Manche signifikanten Begriffe und therapeutischen

Schlüsselgedanken werden an passenden Stellen im Gespräch wiederholt zu den vorgebrachten Umständen in Beziehung gesetzt und können so erprobt, korrigiert und nachjustiert werden (Vilatte, Vilatte & Hayes, 2016). Die unterschiedliche Gewichtung der verschiedenen Anliegen und Bedürfnisse ist expliziter Gegenstand wechselseitiger Klärung und bleibt über den ganzen Therapieprozess im Blickfeld der Therapeut*innen, die eine ausbalancierte Themenführung entlang von sich abzeichnenden „roten Fäden“ zu gewährleisten haben. Offenheit für die aktuellen Befindlichkeiten des Gegenübers einerseits und Verantwortungsübernahme für die Prozessgestaltung und die damit verbundene gezielte Anregung von psychischer Entwicklung andererseits machen die verhaltenstherapeutische Grundhaltung aus.

1.2 Die Diagnose und erste Weichenstellungen

Im Verlauf der ersten Stunden wird es möglich, eine allgemeine diagnostische Einschätzung abzugeben, welche nicht nur für den eventuell angesteuerten Antrag auf Kostenzuschuss vonseiten der Krankenkassen nötig ist, sondern dem gemeinsamen therapeutischen Projekt eine fachlich korrekte Zuschreibung zur Verfügung stellt. In internationaler Übereinkunft primär psychiatrischer und psychologischer Forschung werden nämlich in größeren Jahresabständen aktualisierte Diagnoseinstrumente vorgelegt, die möglichst prägnante Beschreibungen psychischer Phänomene mit Ein- und Ausschlusskriterien verknüpfen, um abklärende Schritte bei der Vergabe einer Diagnose präzisieren zu können (Dilling, Mombour & Schmidt, 1993; Falkai & Wittchen, 2014).

Persönliche Leidenszustände werden im Sinne einer konkret umrissenen „krankheitswertigen psychischen Störung“ fassbar und können aufgrund dessen im Gesundheitssystem mit all seinen verschiedenen Berufsgruppen klarer kommuniziert und den vorhandenen Behandlungsmöglichkeiten besser zugewiesen werden.

Traditionell konzentrierten sich insbesondere in der Verhaltenstherapie die Behandlungsansätze und die darauf bezogene Psychotherapieforschung auf solche diagnostischen Kategorien. Speziell in Institutionen, also etwa in Spitälern und Reha-Kliniken, werden seither auf bestimmte Diagnosen zugeschnittene verhaltenstherapeutische Behandlungsangebote zur Verfügung gestellt und nicht zuletzt wird in Form von themenspezifisch vorstrukturierten Gruppentherapieprozessen ein gleichsam ökonomischeres wie effizienteres Arbeiten unter begrenzten zeitlichen und personellen Ressourcen angestrebt (Fiedler, 1996, 1997).

Dennoch scheint das goldene Zeitalter störungsspezifischer Konzepte auch in der Verhaltenstherapie seinen Zenit überschritten zu haben. Seit Jahren schon lassen sogenannte „transdiagnostische Ansätze" aufhorchen, welche bestimmte innerpsychische Dynamiken über alle Diagnosen hinweg als genuin problemverursachend herausarbeiten (Fairburn, 2012; Barlow et al., 2019; Heßler & Fiedler, 2019; Spitzer, 2019). Behandlungskonzepte setzen dann ebenso mehr oder weniger direkt an diesen Phänomenen an und bewähren sich angesichts unterschiedlichster diagnostischer Ausgangsbefunde, wie noch an späterer Stelle ausführlicher darzustellen ist.

Erhalten bleibt von der früheren Hinwendung zu einzelnen „krankheitswertigen psychischen Störungen" freilich ein reiches „Störungswissen", also ein Fundus, der viele Überlegungen, genaue Beobachtungen, Behandlungsanregungen und sehr konkrete therapeutische Arbeitsmaterialien zur Verfügung stellt. Und zu wissen, welcher diagnostischen Kategorie die eigenen Schwierigkeiten zuzuordnen sein könnten, dient auch in den freien Praxen Betreuten bei der Suche nach weiteren Hilfsmöglichkeiten zusätzlich zur Psychotherapie. Entsprechende diagnosespezifische Selbsthilfeliteratur, Selbsthilfegruppen oder Informationen aus dem Internet können so gezielter aufgespürt und zur Anregung der eigenen psychischen Entwicklung genutzt werden.

An dieser Stelle muss auch erwähnt werden, dass es bei manchen diagnostisch einzugrenzenden Problemen äußerst ratsam ist, medizinische Hilfe und medikamentöse Unterstützung in Anspruch zu nehmen. Ich denke da etwa an Psychosen, schwere Depressionen oder Zwänge, welche oft erst unter begleitender Medikation einer psychotherapeutischen Behandlung zugänglich werden. Die Kooperation mit Vertreter*innen anderer Gesundheitsberufe, allen voran mit psychiatrischen Fachärzt*innen, ist generell ein Thema zu Therapiebeginn, wo die dahingehende Beratung und vielleicht sogar Empfehlung bestimmter Institutionen zu den Aufgaben der Verhaltenstherapeut*innen zählt. Therapiebegleitend bleibt besonders bei wiederkehrenden suizidalen Krisen oder erneuten psychotischen Episoden diese Kooperation als geschätztes „Back-up" im Hintergrund erhalten.

Jenseits aller vordergründigen Diagnosen gibt es übrigens gar nicht so selten Bedarf nach einer bloßen Verbesserung des Zusammenlebens innerhalb von partnerschaftlichen Beziehungen – ein Bereich, der nicht unbedingt in die Zuständigkeit des Gesundheitssystems fallen muss und dennoch zur Therapie führt. Unzufriedenheit damit, wie es sich gerade in der bestehenden Beziehung anfühlt, kann zwar mit psychischen Vorbelastungen der einzelnen Beteiligten zu tun haben, das muss aber nicht notwendigerweise und immer der Fall sein. Es handelt sich wohl eher um ein weit verbreitetes gesellschaftliches Phänomen, dass die Etablierung und Stabilisierung von Intimbeziehungen mindestens ebenso häufig ersehnt wie durch ungeschickte Kommunikation und unrealistische Erwartungen auch rasch wieder sabotiert wird. In diesem Fall ist schon am Anfang einer Psychotherapie auszuloten, ob es vielleicht eine Bereitschaft des*der abwesenden Partners*in gibt, in die Therapie mit einzusteigen (Roediger, Simeone-DiFrancesco & Stevens, 2015). Erfahrungsgemäß kommen Paare (und Therapeut*innen) dann rascher an den Punkt, wo zwei einander eigentlich wichtig gewordene Menschen stets aneinander vorbeireden und mit sich aufschaukelnder Frustration darauf reagieren. Solche blitzartig eskalierenden Dynamiken unmittelbar vor Augen zu haben, lässt auch die Hilfestellung ungleich präziser ausfallen, als wenn stundenlang über eine*n abwesende*n Partner*in geklagt wird und in den Fantasien von Therapeut*innen wahre Zerrbilder entstehen, die aus schlichter Unkenntnis für real genommen werden. Ich fürchte, dass so schon manche Trennung von einer fehllaufenden Einzeltherapie angeregt wurde – viel Leid, das durch die Hinzuziehung des*der Partners*in vielleicht hätte vermieden werden können. Konkrete Vorstellungen, wie partnerschaftliche Kommunikation paartherapeutisch kultiviert und ein respekt- und verständnisvollerer Umgang in Beziehungen erlernt werden kann, gibt es jedenfalls in der Verhaltenstherapie (Schindler, Hahlweg & Revenstorf, 1998, 1999).

Ebenso ist es in der Arbeit mit Kindern und Jugendlichen sehr ratsam, die unmittelbaren Bezugspersonen in die Therapie mit einzubinden. Das werden zuvorderst die zentralen Familienmitglieder sein, aber auch Vertreter*innen von Institutionen, die vielleicht schon involviert wurden, um für das Kindeswohl zu sorgen. Hier müssen manchmal weitreichende Entscheidungen getroffen, Verantwortlichkeiten neu aufgeteilt und nachhaltig verändernde Eingriffe in den familiären Systemen gewagt werden, damit die Heranwachsenden überhaupt eine Chance bekommen, sich aus ihren meist ziemlich festgefahrenen Symptomatiken herausentwickeln zu können. Die verhaltenstherapeutischen Angebote begleiten solche Prozesse und vermitteln zwischen den kindlichen Erfahrungswelten und den familiären Gegebenheiten, wobei auch hier sehr konkrete Therapieansätze zur Verfügung stehen (Loose, Graaf & Zarbock, 2013).

1.3 Das individuelle Fallkonzept

Sobald sich eine tragfähige therapeutische Beziehung entwickelt hat und die ersten groben diagnostischen Einschätzungen und damit verknüpften Entscheidungen getroffen wurden, geht es an die subtilen Feinheiten, ohne die ein psychotherapeutischer Prozess wohl nicht in Gang kommen kann. Die eigentliche verhaltenstherapeutische Diagnostik besteht dann darin, den beschwerdeverursachenden Symptomen so nachzugehen, dass Aussagen über mögliche prädisponierende, auslösende und auch aufrechterhaltende Bedingungen getroffen werden können.

Etwa in Form eines „Bio-Psycho-Sozialen Modells“ werden auf der Ebene des Körpers, der innerpsychischen Vorgänge und der sozialen Einbettung alle Momente zusammengesammelt, die hier als einflussreiche Faktoren infrage kommen (Kanfer, Reinecker & Schmelzer, 2012). Früher sprach man diesbezüglich gerne von einer „funktionalen Verhaltens- oder Bedingungsanalyse", heute werden die problemrelevanten Lernerfahrungen vor dem Hintergrund der Biografie häufig auch als „dysfunktionale oder maladaptive Schemata" herausgearbeitet (Young, Klosko & Weishaar, 2003).

Hinter diesen abstrakt klingenden Begriffen stehen zunächst ausführliche Gespräche, in denen mit hoher Einfühlungsbereitschaft bezüglich der subjektiven Erlebniswelt der Hilfesuchenden die bedeutsam erscheinenden biografischen Zusammenhänge erkundet werden. Gemeinsam wird den inneren Reaktionsweisen auf äußere Lebensumstände nachgespürt und nach Worten gesucht, die treffende Beschreibungen ermöglichen.

Je nachdem, welcher der verschiedenen Ansätze der Verhaltenstherapie nun den Rahmen für das solcherart erarbeitete Fallverständnis abgeben soll, stehen spezifische Schlüsselbegriffe und somit auch eine ganz bestimmte Sichtweise bezüglich der vermuteten Ursachen im Raum. Wie schon eingangs angedeutet, liegt es an den einmaligen Konstellationen zwischen Therapeut*innen und Hilfesuchenden, welche Zugänge in genau dieser Phase der Therapie am vielversprechendsten erscheinen.

Die lebendigen Eindrücke innerhalb der therapeutischen Beziehung regen ebenso dazu an, nicht nur die inhaltlichen Aussagen des Mitgeteilten für die diagnostische Einschätzung heranzuziehen, sondern auch die sich abzeichnende nonverbale Art und Weise des Interaktionsverhaltens (Grawe, 1992; Caspar, 1996, 2008).

Ist das Gegenüber drängend und dominant oder passiv-zurückhaltend? Deuten sich im zögerlich aufgenommenen Blickkontakt Zeichen von Unsicherheit an oder spiegelt sich darin eher eine nach innen gewandte Traurigkeit? Wird eine starke Präsenz und geistige Differenziertheit wahrnehmbar oder entsteht der Eindruck von schwammiger Ungreifbarkeit und geringer Konzentrationsbereitschaft?

Wenn Therapeut*innen anhand ihrer eigenen inneren Reaktionen für bestimmte Charakteristika in der Beziehungsdynamik sensibilisiert werden, dann werden sie diese zunächst gezielter beobachten und das Gegenüber in einem geeigneten Moment darauf ansprechen. Hier schwingen auch erste Hypothesen zur Funktionalität von Symptomen und Interaktionsmustern mit, die sich entsprechend den gewählten therapeutischen Konzepten im weiteren Verlauf zu bewähren haben oder aber überdacht und nachjustiert werden müssen.

Ein offener und alle Überlegungen transparent machender Diskurs lädt dazu ein, gemeinsam und kritisch abzuwägen sowie in der Erfahrung des Lebensalltages zu überprüfen, ob sich die gewählte Sichtweise als wirklich weiterführend und hilfreich erweisen kann. Meist werden Muster erkennbar, die in Bezug auf frühere Erfahrungen gesehen durchaus verständlich sind, im heutigen Umgang mit den sozialen Anforderungen aber hinderlich wurden (Young & Klosko, 2006).

War die Kindheit etwa geprägt durch die ständige Konkurrenz zu den älteren Geschwistern, mit der Angst, vor den strengen Augen der Eltern nicht bestehen zu können, so ist es nachvollziehbar, dass etwa aus Furcht vor Bloßstellung mit höchster Anstrengung an jede Leistungsaufgabe herangegangen wurde. Im Erwachsenenleben kann diese permanente Tendenz zur Überkompensation von Versagensängsten zu chronischem Stress und zu begleitenden somatischen Beschwerden führen, selbst wenn die Vorgesetzten hochzufrieden sind und keineswegs fordernd auftreten.

*Oder aber es ist ein entgegengesetztes Muster entstanden, wo sich eine selbst für die*den Betroffene*n rätselhafte Tendenz zum ständigen Aufschieben nötiger Erledigungen breitmacht, die alle gegen sie*ihn aufbringt, ihr*ihm aber schon einst eine passiv-aggressive Dominanz in der ursprünglichen Familiensituation ermöglichte. Heute hingegen wäre diese Form vermeintlicher Selbstbehauptung fatal und würde private wie berufliche Beziehungen aufs Äußerste belasten.*

Oder aber es hat sich ein Muster von emotional unbeteiligtem Funktionieren in Leistungssituationen bei gleichzeitiger innerer Leere und Nei-

gung zur bilanzierenden Depression etabliert, da sich keine freudvoll erlebte Identifikation mit selbstgewählten Arbeitsaufgaben ausbilden konnte. Dieses Vakuum wird vielleicht heute mit selbstschädigendem und schon längst automatisiertem Konsumverhalten verzweifelt zu füllen versucht.
Oder aber ...

Diese hier skizzierten Varianten, auf die gegebenen Lebensumstände zu reagieren, wären in ihrer inneren Logik auch in zahllosen anderen Formen denkbar. Solche Varianten entstehen im Leben wohl ebenso vielgestaltig wie im Schachspiel, wo minimal unterschiedliche Gewichtungen und damit zusammenhängend mehr oder weniger bewusst gefällte Entscheidungen zu gänzlich unterschiedlichen Verläufen führen (und niemals zu exakt gleichen).

Das verhaltenstherapeutische Fallverständnis spürt diesen individuellen Bedingtheiten nach, integriert die gemeinsam als bedeutend erkannten Umstände persönlicher Prägung und „holt jeden dort ab, wo er gerade steht".

Einhergehend mit einer klaren Definition der problemrelevanten Ausgangsbedingungen ist im Umkehrschluss dann auch die Suche nach möglichen psychotherapeutischen Ansatzpunkten deutlich erleichtert. Die bestehenden Schwierigkeiten, einmal in ihren Merkmalen vollumfänglich verstanden, beinhalten die wesentlichsten Hinweise zu ihrer eigenen Auflösung.

Vermeide ich etwa chronisch die Fertigstellung von Arbeitsaufgaben, um mich nicht in einer Vergleichssituation im Kollegenkreis als jemand zu blamieren, der es nicht gut genug gekonnt hat, dann geht es therapeutisch genau darum, mich mit diesen Situationen gezielt auseinanderzusetzen, damit ich korrigierende Erfahrungen machen kann.
Vielleicht „kochen die anderen auch nur mit Wasser" und sind nicht perfekt in ihren Ergebnissen, oder vielleicht helfen sie mir freundlich dabei, wenn etwas noch nachzubessern ist, vielleicht aber bekomme ich wider

Erwarten sogar Lob und ehrliche Anerkennung. Somit ist schon klar geworden, in welche Richtung sich eine Therapie hier ungefähr bewegen sollte, selbst wenn auf diesem Weg noch viele Hindernisse auftauchen werden, die erneut genauer zu untersuchen sind.

1.4 Zwischen therapeutischer Planung und Spontanität

In gewisser Weise lassen sich verhaltenstherapeutische Prozesse also nach einer ersten diagnostischen Einschätzung und mit einem ausführlich erarbeiteten Fallverständnis regelrecht „planen" (Fiedler, 1997). Eine solche Planbarkeit versteht sich freilich nicht als zwingende Vorgabe, wie dann die Therapie abzulaufen hat oder gar wirklich abläuft. Vielmehr handelt es sich eher um einen skizzenhaften Entwurf, der in gemeinsamer Abstimmung fortlaufend immer wieder aufs Neue weiterentwickelt wird und dabei helfen kann, gewissermaßen „mit einem Kompass in der Hand" und „am selben Strang ziehend" die jeweils nächsten Schritte in Erwägung zu ziehen. Alles, was sich beim Beschreiten des Weges dann ereignen mag, fließt natürlich wieder ein in die Sicht der Dinge, und therapeutische Pläne können sich so mitunter ziemlich verändern (Kanfer, Reinecker & Schmelzer, 2012).

Dennoch bleiben oft wesentliche therapeutische Prinzipien von Anfang an durchgängig erhalten, und mit diesen planvollen Perspektiven verknüpft tun sich automatisch ganze Bündel infrage kommender verhaltenstherapeutischer Strategien und Methoden auf. Aus dem breiten Fundus des störungsspezifischen Wissens, aber auch aus transdiagnostischen Überlegungen heraus können unschwer Ideen generiert werden, wie sich die angedachte Ausrichtung des Therapieprozesses in ganz konkrete Erfahrungssequenzen verwandeln lässt. Sei es innerhalb der therapeutischen Beziehung, wo der Fokus der gemeinsamen Aufmerksamkeit durch die therapeutische Gesprächsführung auf neue Aspekte gelenkt wird, oder außerhalb, wo im Alltagsleben mit neuen Eindrücken experimentiert werden kann – an anregenden Impulsen wird es in verhaltenstherapeutischen Prozessen selten mangeln.

Was dann aber tatsächlich von Stunde zu Stunde geschieht, hat zu einem großen Teil auch mit den Zufälligkeiten des Lebens zu tun, also mit Ereignissen, die sich jeder Planbarkeit entziehen und die wir alle hinreichend aus eigener Erfahrung kennen.

*Plötzliche Sorge mit der ernsten Erkrankung eines*einer Angehörigen, ein verwüstender Rohrbruch in der Wohnung, die überraschende Konkursanmeldung des Arbeitgebers, ein Autounfall und viele weitere Schreckensmöglichkeiten wären da auflistbar, die freilich immer zwingend das therapeutische Gesprächsthema vorgeben werden.*

Dass sich gerade in solchen Notsituationen die Mechanismen hinter den eigenen psychischen Schwierigkeiten ganz besonders deutlich abzeichnen können, ist ebenso klar. Somit besteht die Kunst der therapeutischen Gesprächsführung wohl darin, hinreichend spontan und flexibel auf die augenblicklichen Verfassungen und Gegebenheiten einzugehen, trotzdem dabei aber die allgemeinen therapeutischen Perspektiven nicht zu vernachlässigen (Villatte, Villatte & Hayes, 2016).

Gerade in der Auseinandersetzung mit dem Unerwarteten kann einen die Verknüpfung mit den bereits zuvor erkannten eigenen Verarbeitungsmustern intensiver als sonst berühren. Sind wir besonders verletzlich, so sind wir auch besonders empfänglich für hilfreiche Angebote, unsere aktuelle Not besser begreifen und unsere Reaktionsweisen vielleicht früheren Erfahrungen schlüssiger zuordnen zu können (Young, Klosko & Weishaar, 2003).

Der therapeutische Gesprächsfluss wird also in freier Annäherung an die spontanen Äußerungen der Hilfesuchenden zwischen übergeordneten therapeutischen Plänen und den aktuell zwingenden Umständen vermitteln. In kreativer Weise gilt es, vieles gleichzeitig im Auge zu behalten und dennoch immer wieder auf therapeutisch relevante Ansatzpunkte hinzusteuern. Dabei bieten sich grundsätzlich drei verschiedene Ausrichtungen an: Der therapeutische Fokus könnte sich erstens auf Erlebnissequenzen aus der persönlichen Vergangenheit richten, zweitens auf den Umgang mit emotionalen und gedanklichen Prozessen, die sich in der Gegenwart aufdrängen, und drittens auf die perspektivische Ausrichtung bezüglich der zu gestaltenden Zukunft.

In den Therapiegesprächen, die ihren Ausgang ja immer vom gegenwärtigen Moment der persönlichen Begegnung nehmen, wird die gemeinsame Aufmerksamkeit freilich oft zwischen diesen drei verschiedenen Zeitachsen hin- und herspringen, immer mit der therapeutischen Absicht, thematische Verbindungen herzustellen, um zu einem umfassenderen Selbstverständnis hinleiten zu können.

An dieser Stelle müssen wir aber zur besseren Darstellung jene drei grundlegenden Dimensionen therapeutischer Arbeit zunächst einmal in drei gesonderte, aufeinander folgende Kapitel aufteilen. Dabei halten wir uns fürs Erste an den Fluss der Zeit und beginnen mit der therapeutischen Ausrichtung auf lebensgeschichtliche Erfahrungen. Später widmen wir uns dem Umgang mit mehr gegenwärtigen Phänomenen und enden letztlich bei der Zukunftsperspektive. Diese Reihung ist der schriftlichen Darstellung geschuldet und soll keineswegs suggerieren, dass Therapien zwingend einer solchen Abfolge entsprechen. Die Reihung könnte nämlich genauso gut anders herum gesetzt werden: Vielleicht wollen Sie zuerst das Kapitel über gegenwärtige Schwierigkeiten lesen oder sind neugierig, wie zielorientiertes Arbeiten aussehen könnte – dann bitte lesen Sie, werte Leser*innen, doch das Buch verkehrt herum oder setzen in der Mitte an. Eigentlich sollte dies nicht Ihr Verständnis beeinträchtigen, sondern es würde sich hier nur wieder Ihr individueller Zugang zur Verhaltenstherapie mit Ihren höchst persönlichen Schwerpunktsetzungen abbilden, wie dies für die flexible Prozessgestaltung in der verhaltenstherapeutischen Arbeit ohnehin charakteristisch ist.

Keine Therapie wird der anderen exakt gleichen, und in der einmaligen Konstellation von Hilfesuchenden und Therapeut*innen werden die zeitperspektivischen Ausrichtungen des Prozesses in gemeinsamer Abstimmung zu definieren und fachlich zu begründen sein.

2 Die Arbeit an der lebensgeschichtlichen Erfahrung

In einem zeitgemäßen verhaltenstherapeutischen Menschenbild wird die Bedeutung der (früh-)kindlichen Erfahrungswelt immer mitgedacht (Parfy & Lenz, 2018). Die Erkenntnisse von Säuglings- und Bindungsforschung sowie allgemein die Vorstellungen von den förderlichen und hinderlichen Umständen im Zuge des Heranwachsens aus der Entwicklungspsychologie fließen mehr oder weniger explizit ins Fallverständnis ein (Guidano & Liotti, 1983; Stern, 1998; Grossmann & Grossmann, 2000, 2004).

Die historischen Wurzeln des verhaltenstherapeutischen Ansatzes sind nicht zufällig in den Lerntheorien zu verorten, wo erst die Rolle von stimulierenden Bedingungen, dann von nachfolgenden Konsequenzen für unser Verhalten untersucht wurde (Schorr, 1984). Mit dem Hinzukommen von Theorien zur persönlichkeitsspezifischen Informationsverarbeitung im Zuge der sogenannten „Kognitiven Wende der Verhaltenstherapie" gelang der überfällige Lückenschluss zwischen dem „Davor" und dem „Danach" unseres Verhaltens durch Hinwendung zu den kognitiven, also gedanklichen Verarbeitungsprozessen unserer Welterfahrung (Mahoney, 1974).

Dabei wurde klar, wie sehr die solcherart herausgearbeiteten kognitiven Schemata ein ziemlich änderungsresistentes Eigenleben führen können. Die ihnen innewohnende einstige Erfahrungslandschaft reproduziert sich nämlich in ihrer bedeutungshaltigen Struktur schon bei geringster neuerlicher Aktivierung förmlich stets von selbst (Beck, 1976; Young, 1990).

Die aktuelle Interpretation einer Situation tendiert tatsächlich häufig dazu, das Situationsgeschehen als Wiederholung des bereits Bekannten aufzufassen. Schlimmstenfalls drängt so die frühere negative Erfahrung mit all ihren Emotionen und den daraus resultierenden Annahmen und Schlussfolgerungen in die aktuelle Erlebnisgegenwart hinein und überlagert dann leider das in einer Beziehungssituation letztlich immer auch gegebene Potenzial, korrigierende positive Erfahrungen zu machen.

Dass Emotionen hier mehr sind als nur Begleiterscheinungen unserer gedanklichen Auffassung, wurde spätestens mit den Ergebnissen der sogenannten „Differentiellen Emotionstheorie" zum festen Bestandteil verhaltenstherapeutischen Menschenverständnisses (Izard, 1977; Parfy & Lenz, 2018). So können Gefühle in ihren innerpsychischen und zwischenmenschlichen Funktionen, aber auch in ihren spezifischen Ausdrucksmustern klar unterschieden werden. Dabei ist die zentrale Rolle des emotionalen Reaktionssystems im Zuge der menschlichen Evolution und dessen unübersehbarer Einfluss auf unsere Denkprozesse nachhaltig ins Bewusstsein gekommen (Ciompi, 1997).

> *Affekt- und Gefühlserleben zählen zu den angeborenen und körpernahen Reaktionsformen, mittels derer schon Säuglinge zwischen eigenen Bedürfnissen und den benötigten Hilfestellungen durch zentrale Bezugspersonen vermitteln. Säuglinge zeigen starke Emotionen, wenn sie sich nicht wohlfühlen, weil sie etwa hungrig, gelangweilt oder überfordert sind. Sie wollen gefüttert, mit neuen interaktiven Herausforderungen unterhalten oder aber in eine beruhigende Umgebung gebracht werden.*

Emotionen steuern so als Signale in Beziehungen die erwünschte Bedürfniserfüllung, ermöglichen die affektive Abstimmung zwischen Kind und Fürsorgeperson und auch eine im besten Fall spielerisch gelingende Passung bei gemeinsamen Interaktionssequenzen. Dabei wollen die mitschwingenden Gefühle gesehen, verstanden und beantwortet werden, um ihre evolutionär vorverankerte Funktion erfüllen zu können.

Die mit zunehmendem Lebensalter immer komplexer werdenden kognitiven Verarbeitungsprozesse begleiten die in der Kindheit entstandenen emotionalen Erfahrungsmuster, und dies umso förderlicher, als die in den wichtigen Beziehungen zur Verfügung gestellte Sprache auch erlebnisnahe den empfundenen Gefühlen entspricht. Hinreichend sensible Bezugspersonen werden ihre Fürsorgehandlungen mit Worten begleiten, die erst in der lautmalerischen „Ammensprache" eine Nähe zum gezeigten Gefühlsausdruck herstellen und dann einen gleitenden Übergang zum eigentlichen Sprachverständnis ermöglichen. Die Kinder lernen auf diesem Weg, die angebotenen Worte auch selbst zu verwenden, um auf ihre Bedürfnisse aufmerksam zu machen.

Mit dem sich ausweitenden Spracherwerb tritt der eigentliche Gefühlsausdruck etwas in den Hintergrund und die faszinierenden Möglichkeiten von verbalen Botschaften verleiten vermehrt zur Erkundung dieser neu hinzugewonnenen Sphäre der Kommunikation. Freilich wächst hier die Fähigkeit zur Abstraktion, also zur symbolisch kodierten Bezeichnung von augenblicklich abwesenden Dingen, automatisch mit. Eine Errungenschaft, die gleichzeitig auch einen gewissen schmerzlichen Verlust an gefühlter Unmittelbarkeit und Ganzheitlichkeit bedingt (Stern, 1998).

Somit bleibt es wohl lebenslänglich eine zentrale menschliche Aufgabe, für eine Balance und einen guten Austausch zwischen emotionalen und kognitiven Prozessen zu sorgen. Es kann zu Recht als eine Form von Weisheit aufgefasst werden, wenn es mehrheitlich gelingt, zwischen unseren unmittelbar erlebten Gefühlen und den aus rationaler Vernunft geformten Haltungen auf intuitive Weise zu vermitteln, also in einer als „wise mind“ bezeichneten Geistesverfassung den stets wechselnden Lebensumständen begegnen zu können (Linehan, 1993).

Das Zusammenspiel von Fühlen und Denken gerät hingegen in ein umso problematischeres Verhältnis, je weniger die in den frühen Jahren vermittelten sprachlichen Umgangsformen den emotionalen Signalen und den dahinterstehenden Bedürfnissen gerecht wurden.

Vielleicht kam kaum jemand mit offenen Fragen nach eventuell vorhandenen Wünschen den kindlichen Bedürfnissen einen Schritt weit entgegen. So konnte auch nicht erlernt werden, diese in adäquate Worte zu fassen, und sie erfuhren folglich auch keine direkt darauf bezogene stimmige Beantwortung. Solche misslingenden Abstimmungen zwischen Kind und primären Bezugspersonen ziehen je nach Häufigkeit und Ausmaß oft anhaltende Schwierigkeiten nach sich.

Protestiert das Kind zum Beispiel angesichts der Unstimmigkeit mit Wut, so kann das kurzfristig zu einem Erleben von Mächtigkeit und Kontrolle führen, doch in weiterer Folge schlägt dies nicht selten in Angst vor möglicherweise heftig ausfallenden Reaktionen der erwachsenen Bezugspersonen um. Häufig durchlebte Interaktionssequenzen, die beim Kind intensive Aggression wecken und umgekehrt auch intensiv angstbesetzt sind, können dazu beitragen, dass diese Emotionen als „zwei Seiten ein und derselben Medaille“ verwoben werden. Die dadurch etablierte Grundspannung zwischen Dominanz und Unterwerfung begleitet das Kind dann vielleicht als unaufgelöstes Thema bis weit hinein ins Erwachsenenleben. Möglicherweise tritt uns später eine aggressiv herausfordernde Persönlichkeit entgegen, die eine für Außenstehende rätselhaft erscheinende klaustrophobische Symptomatik entwickelt hat.

Ebenso kann der Protest zum emotionalen Rückzug aus den als unstimmig erlebten Beziehungen führen. Die Brücken emotionaler Verbundenheit werden abgebrochen, und es ist so, als ob sich eine Muschel verschließen würde, die sich vor schädlichen oder bedrohlichen Einflüssen schützen möchte. Allerdings kommen in diesem Bild dann auch keine Nährstoffe mehr in das Innere der harten Schale und die Kräfte schwinden zunehmend. Hier können wiederkehrende depressive Zustände zum Lebensthema werden, denn das emotionale Gedächtnis ist schließlich hochsensibel bezüglich der subtilen Umstände, welche einst die eigenen Bedürfnisse verletzt haben, und wird durch die Anmutung einer möglichen Ähnlichkeit in gegenwärtigen Situationen abermals aktiviert (neudeutsch „getriggert“). Rascher als es den Betroffenen lieb ist, „schließt sich die Muschel“ dann wieder reflexartig.

Oft sind es spontane Empfindungen und Gefühle, die nachfolgend ganze Erinnerungsszenarien aus dem Gedächtnis empordrängen und ins Bewusstsein treten lassen (Goschke, 1996; Grawe, 1998). Wir können uns vorstellen, dass sich auf der neurobiologischen Ebene unseres Zentralnervensystems im Zuge der einstigen Erfahrungen sogenannte neuronale Netzwerke ausgebildet haben, welche durch entsprechende Schlüsselreize jederzeit wieder aktiviert werden können. Und so wird auch klar, warum es häufig zu Auffassungen von aktuellen Lebenssituationen kommen kann, die Außenstehenden mitunter als ziemlich unpassend und übertrieben erscheinen können. Das, was das heutige Gegenüber gerade ausdrücken wollte, wird vielleicht als Hinweis darauf missverstanden, wie frühere, unsensiblere Bezugspersonen mit einem umgegangen sind.

Doch erfreulicherweise kann den neuronalen Netzwerken eine erstaunliche Plastizität zugeschrieben werden – die bewusste Einordnung von neuen Erfahrungen, die den alten klar widersprechen, begünstigt ein prinzipiell immer mögliches korrigierendes Lernen. Diese Fähigkeit bleibt uns glücklicherweise ein Leben lang erhalten, wir müssen uns nur dafür öffnen, sie auch zu nutzen (Siegel, 2006).

Das Durchleben vergangenheitsbezogener Gefühle ist auf der anderen Seite für den psychotherapeutischen Prozess äußerst wertvoll und lässt nicht nur die wesentlichen inneren Dynamiken wie unter einem Vergrößerungsglas hervortreten, sondern erlaubt auch den Therapeut*innen durch ein genau darauf abgestimmtes sprachliches Angebot in jene heiklen Zonen der emotionalen Berührbarkeit vorzudringen, die vielleicht noch niemals in Worten erfasst wurden. Die Therapeut*innen können etwa mitfühlend ihre eigene Wahrnehmung der geschilderten Umstände in Form von Beschreibungen zur Verfügung stellen, und wenn diese Beschreibungen von den Hilfesuchenden als zutreffend angenommen werden können, ermöglicht ihnen dies meist ein bewussteres Einordnen dessen, was damals eigentlich geschehen ist. Solche therapeutisch geleiteten emotionalen Verarbeitungsprozesse mitsamt einer nun gelingenderen sprachlichen Ausformulierung des subjektiven Erlebens können die empfundene emotionale Not beträchtlich erleichtern (Greenberg & Safran, 1987; Greenberg, Rice & Elliott, 1993).

Das zuvor noch niemals in adäquate Worte gefasste Leid, das bisher mangels einfühlsamer Bezugspersonen mehr oder weniger stumm als diffuser und kaum begriffener Zustand erduldet wurde, kann gesehen und benannt und somit erstmals begrifflich gefasst werden. Die schmerzlichen, vergangenheitsbezogenen Gefühle finden so über die mit therapeutischer Unterstützung gelingende initiale Versprachlichung hinein in eine kognitive Verarbeitung. Damit können die frühen Bruchlinien zwischen emotional erlittener Bedürfnisfrustration und den dort einst nicht hinreichenden sprachlichen Angeboten wieder ein Stück mehr zusammenwachsen.

Die Wiederbelebung von emotional aufgeladenen Erinnerungsfragmenten und deren sprachliche Aufbereitung durch gemeinsame therapeutische Anstrengungen sind folglich von großer Relevanz und erlauben zudem, hilfreiche Veränderungsimpulse punktgenau einzubringen. Indem im geschützten therapeutischen Beziehungsrahmen jäh aufkommende Gefühle und korrespondierende Gedanken wohlwollend aufgegriffen und die dahinterstehenden Bedürfnisse ernst genommen und sogar in begrenzter Weise erfüllt werden, entsteht eine nachhaltig „heilsame" Erfahrung (Roediger, 2011).

Dabei kann mit geleiteter Imagination gearbeitet werden, was einen oft verblüffend lebendigen Zugang zu einstigen Geschehnissen über die bildhafte Vorstellungswelt eröffnet.

2.1 Affektbrücken in die Vergangenheit

Wird in der Therapiestunde eine aufwühlende Situation thematisiert, kann es manchmal hilfreich sein, die Aufmerksamkeit nach innen zu richten, die Augen zu schließen und in konzentrierter Weise in der Vorstellung noch einmal mit der auslösenden Szene in Berührung zu kommen (Young, Klosko & Weishaar, 2003). Therapeut*innen leiten dann mithilfe von gezielten Fragen hin zu den Details und fördern eine Beschreibung des Erlebens mit allen Sinnesmodalitäten in Ich- und Gegenwartsform.

Wird etwa eine Konfliktsituation mit dem Vorgesetzten näher betrachtet, so können folgende Aspekte erfragt werden: „Sehen Sie den Raum vor sich, in dem Sie das Streitgespräch hatten? Welche Einrichtungsgegenstände treten ins Blickfeld? Gibt es bestimmte Farben, Geräusche oder Gerüche, die Sie da wahrnehmen können? Sehen Sie den Vorgesetzten vor sich? Beschreiben Sie bitte, wie er aussieht – haben Sie Augenkontakt? Wie blickt er gerade drein und was sagt er zu Ihnen? Wie klingt seine Stimme? Drängen sich da bei Ihnen spontan bestimmte Gefühle und Gedanken auf? Spüren Sie angesichts seiner Worte in Ihrem Körper konkrete unangenehme Empfindungen? Wo genau?"

Konnten die affektiven Empfindungen möglichst deutlich dem Erleben zugänglich gemacht werden, ist der Zeitpunkt für einen Brückenschlag in die Vergangenheit gekommen.

„Lassen Sie die äußere Szene langsam verblassen, während Sie bei Ihren konkreten Gefühlen und Empfindungen bleiben. Und nun lassen Sie sich bitte von diesen Gefühlen zurück in die Kindheit führen. Kommen da Bilder von anderen Szenen, in denen Sie ähnliche Empfindungen hatten? Geben Sie mir bitte ein Zeichen, wenn da mehr oder weniger deutliche Bilder aus Ihrer Vergangenheit auftauchen – aber lassen Sie sich all die Zeit, die Sie brauchen, und nehmen Sie auch kleinere Bildfragmente als wichtige Hinweise wahr."

„Wo befinden Sie sich jetzt? Aha, in der Volksschulklasse – wie alt sind Sie da ungefähr? Darf ich das Mädchen (den Jungen) von damals mit dem Vornamen ansprechen? Gibt es bestimmte Gegenstände, Farben, Geräusche oder Gerüche, die dir in dieser Situation auffallen? Siehst du den heftig schimpfenden Volksschullehrer lebhaft vor dir? Wie blickt er drein und was sagt er zu dir? Wie fühlst du dich da? Welche Gedanken kommen dir? Was spürst du im Körper?"

Oft ist es auf diesem Weg recht einfach, über die Vorstellung ganz ins kindliche Erleben zu geraten. Hier gibt es dann die Möglichkeit, eine korrigierende Erfahrung aus der heutigen Perspektive anzusteuern. Manchmal sind schon so viele Ressourcen der nun erwachsenen Person vorhanden, dass diese, so wie sie sich heute erlebt, mit immer noch geschlossenen Augen kraft ihrer Fantasie in die damalige Szene eintreten kann.

> *„Wollen Sie das einmal ausprobieren? Können Sie das Mädchen (den Jungen) von damals schon im Klassenraum sehen? Beschreiben Sie, was Sie genau sehen und wie das Mädchen (der Junge) auf Sie reagiert. Haben Sie eine Idee, wie Sie dem Kind in dieser Volksschulszene nun zu Hilfe kommen könnten? Was möchten Sie sagen oder tun? Probieren Sie es einfach einmal aus. Und wie reagiert der Lehrer, als Sie ihm deutlich machen, dass solch ein scharfer Tonfall den Kindern große Angst macht und er damit sofort aufhören soll?" Hier ist dann ein neuerlicher Perspektivenwechsel sinnvoll, wo das Kind von damals wieder mit seinem Vornamen angesprochen wird: „Wie ist das für dich, wenn jemand für dich Partei ergreift? Was verändert sich dadurch? Fühlst du diese Veränderung auch in deinem Körper? Was genau empfindest du jetzt?"*

Nicht immer sind schon hinreichende soziale Fertigkeiten im heutigen Erwachsenen vorhanden, um dem Kind in der damaligen Situation gut beistehen zu können. Wird dies im Zuge der Imagination deutlich, so hat es sich in solchen Fällen bewährt, dass die Therapeut*innen anbieten, selbst in das Bild zu kommen. Ist dies vom Kind dezidiert erwünscht und entsteht in der Vorstellung ein spürbar guter Kontakt zwischen dem Kind und der hinzutretenden therapeutischen Hilfsperson, dann bringen sich die nunmehr in die Szene geratenen Beschützer*innen im Sinne des Kindes ein und sorgen klar und deutlich für eine Beendigung der leidverursachenden Umstände.

Freilich haben diese in der geteilten Vorstellungswelt sich entwickelnden Interaktionen immer etwas sehr Spontanes, wobei durchgängig eine subtile Abstimmung gelingen sollte. Die emotionalen und verbalen Angebote der Hilfspersonen müssen mit der Bereitschaft des Kindes, diese Angebote auch anzunehmen, koordiniert werden. Aber genau darin besteht ja die korrigierende Beziehungserfahrung – dass nämlich die Gefühle und Bedürfnisse des Kindes von Moment zu Moment adäquat erkannt, hilfreich begleitet und benannt werden und dass die Situationsdynamik in möglichst spielerischer, gleichzeitig aber auch entschlossener Weise in Richtung einer Entlastung beeinflusst wird.

Vorstellungen werden so zu einem kreativen Medium, in dem sich zuerst in der bloßen Fantasie etwas bildhaft ausgestaltet, was sich dann höchst real bis hinein in ein verändertes körperliches Empfinden als eine neue, so noch nie erlebte Erfahrung manifestieren kann.

Wie ist das nun aber mit schweren Traumatisierungen? Ohne Zweifel liegt hier in der Regel eine deutlich größere innere Brüchigkeit vor, wo mit besonderer Behutsamkeit und über einen wesentlich längeren Zeitraum hinweg die Annäherung an hoch emotionale Gedächtnisinhalte zu einem zentralen Anliegen verhaltenstherapeutischer Prozessgestaltung wird.

2.2 Erkundung, Integration und Abgrenzung von Traumata

Extrem irritierende und verstörende frühe Erfahrungen sind leider gar nicht so selten und gehen mit Zeugenschaft oder eigener Betroffenheit von auswegloser Bedrohung, Gewalt oder Zerstörung einher. Sei es durch Naturkatastrophen, Unfallgeschehnisse oder dramatische Krankheitsverläufe, sei es durch eskalierende gesellschaftliche Konflikte wie Terror und Krieg oder durch mehr oder weniger subtile, oft chronische Grenzüberschreitungen in der eigenen Familie – hier entstehen emotionale Intensitäten, welche die Verarbeitungskapazitäten von Heranwachsenden regelmäßig überfordern (Ehlers, 1999).

Dazu hat die Natur akut hilfreiche Sollbruchstellen in unserer psychischen Organisation vorgesehen, wo sich das Bewusstsein von der peinigenden Erfahrung ablöst, was sich fachbegrifflich als Vorgang der „Dissoziation" beschreiben lässt (Fiedler, 2001).

In unterschiedlichem Ausmaß können sich so Fragmente potenziell erinnerbarer Erfahrung wie herumirrende Bruchstücke außerhalb unserer bewussten Erlebnismöglichkeiten herumtreiben, manchmal als „Flashback“ oder in Albträumen hereinbrechend mit all den bislang blockierten Emotionen. Aber ebenso rasch ziehen sich diese Erinnerungsfragmente wieder zum neuerlichen Schutz vor Überforderung zurück und sind dann scheinbar unzugänglich verborgen in einem in sich abgekapselten psychischen Areal, das wir Trauma-Gedächtnis nennen.

Freilich belasten solche inneren Notmechanismen die Heranwachsenden und die psychische Entwicklung kann sich schwer in einer homogenen, konsistenten und alle Erlebnisse integrierenden Weise entfalten. Wie Bruchlinien bilden sich Sprünge zwischen verschiedenen Erlebnismodalitäten, welche die Funktion bekommen, das hohe affektive Spannungspotenzial so weit handhabbar zu halten, dass ein möglichst situationsadäquates Reagieren angesichts der üblichen Alltagsanforderungen gelingen kann (Young, Klosko & Weishaar, 2003).

Solcherart schützende Modi dienen der Distanzierung von äußerst starken, verletzlich und instabil machenden Gefühlen, oft auch der kurzfristigen Selbstberuhigung und vorübergehenden Stabilisierung in potenziell verstörenden Lebenssituationen. Langfristig verhindern sie aber eine nachhaltige Verarbeitung der Traumata und verbergen die frühen Wunden vor sozialer Teilhabe, sei es aus Angst oder Scham, was letztendlich jede heilsame Hilfestellung erschwert.

In der Therapie kann durch gemeinsames Erkunden und Benennen der verschiedenen Erlebnismodalitäten eine erste hilfreiche Orientierung in der meist selbst als verwirrend erlebten Sprunghaftigkeit von psychischen Abläufen gelingen. Die Funktionalität mancher Modi zur Abwehr von emotionaler Betroffenheit, ja auch die häufig sehr dysfunktionalen kritischen und/oder fordernden Modi, welche als „Stimmen“ von internalisierten früheren Bezugspersonen aufgefasst werden können, lassen sich so besser zuordnen.

Mithilfe von grafisch ausgeführten „Modus-Landkarten“ ist ein umfassenderes, geradezu bildhaftes Verstehen der eigenen Person in all ihren dynamischen Facetten möglich. In sogenannten „Stuhl-Dialogen“ können die verschiedenen Modi dann auf verschiedenen Stühlen im Therapieraum positioniert werden. Therapeutisch geleitet wechseln die Betroffenen in Rollenspielen zwischen den solcherart hervorgehobenen Teilen der eigenen Person hin und her und geraten so in ein Zwiegespräch, das die Vor- und Nachteile der Modi unmittelbar erfahrbar machen und bislang gehemmte emotionale Prozesse in Gang setzen kann (Jacob & Arntz, 2015).

Es ergeben sich dann in der Regel recht konkrete Aufgaben in Bezug auf einzelne Modi, die ein im Zuge der Therapie langsam aufkommender „gesunder Erwachsenenmodus" zu übernehmen hat. Die Abgrenzung von kritischen und fordernden Anteilen, die Überwindung von emotionsabwehrenden Modalitäten und der tröstend-wohlwollende Umgang mit der eigenen Vulnerabilität, die im „verletzbaren Kind-Modus" erlebbar wird, zählen hier zu den immer wiederkehrenden therapeutischen Konstellationen. Damit sind freilich erst die notwendigsten Voraussetzungen geschaffen, um sich den ursprünglich traumatisierenden früheren Erfahrungen anzunähern.

Der therapeutische Zugang ist auch hier über die bildhafte, affektiv hoch aufgeladene Vorstellung zu empfehlen. Ein Nacherleben bruchstückhafter Erinnerungssequenzen, ein meist erstmaliges Benennen und Aussprechen der einstigen Unfassbarkeiten in einer therapeutischen Atmosphäre der behutsamen Begleitung ist dabei zentral (Steil, Dyer, Priebe & Bohus, 2017).

Einfühlsame Hilfe beim Einordnen und Durchleben der herandrängenden Bilder und Emotionen wirkt der Desintegration und dem brüchigen psychischen Funktionieren entgegen, das im Alltag meist durch häufiges Hin- und Herspringen zwischen den verschiedenen Bewältigungsmodi offensichtlich wird.

Hier hat sich oft bewährt, zuerst einen individuell als sicher erlebten Ort in der Imagination auszugestalten, der in allen Sinnesqualitäten möglichst plastisch mit konkreten Empfindungen verankert wird und bei Bedarf jederzeit aufgesucht werden kann. Sollten bei der Annäherung an die traumatischen Bilder und Inhalte erneut dissoziative Tendenzen bemerkbar werden, so ist der Schwenk zurück zum „sicheren Ort" eine Möglichkeit, das Ausmaß der Belastung zu dosieren.

Auch kann bei der Imagination von Trauma-Sequenzen mit offenen Augen gearbeitet werden, was das subjektive Kontrollempfinden erhöht. Dabei sollte aber der Blick auf neutrale Bereiche im Raum orientiert sein, um nicht durch persönlichen Blickkontakt von den bildhaften Erinnerungen abgelenkt zu werden. Schließlich hängt eine nachhaltige Veränderung davon ab, ob möglichst viele der einstigen Gefühle durch neuerliches In-Berührung-Kommen mit der Szene in allen Facetten aktiviert werden können und so einer therapeutisch geleiteten Verarbeitung zugänglich werden.

Die bewusste Integration bislang versprengter Erlebnisfragmente regt auf diese Weise die dringlich nötigen, aber bislang gehemmten Entwicklungsschritte an, welche zu einer konsistenteren Gesamtpersönlichkeit führen können. Schlüssel dazu ist oft der Wandel von primär erlebter Angst und Scham für das einst Erlittene hin zum aufkommenden Ärger über die ungeheuerlichen Zumutungen der Vergangenheit. In manchen traumatherapeutischen Traditionen bildet die Vorstellung von der „Entmachtung des Täters", bei der berechtigte Wut geweckt und Fantasien von wirksamer Notwehr zugelassen werden, einen Wendepunkt hin zur allmählich gelingenden Distanzierung und nachhaltigen Abgrenzung von den einstigen Ohnmachtserfahrungen (Schmucker & Köster, 2014).

Im besten Fall kann Schritt für Schritt realisiert werden, dass das Schreckliche nun dezidiert vorbei ist, und im Hier und Heute wird mit neu gewonnener Sicherheit eine klare Grenzziehung und somit ein erleichterndes Ende der eigenen Ohnmacht erlebbar – eine Selbstermächtigung, die auch zu einer veränderten Haltung der eigenen Vulnerabilität gegenüber führen sollte. Statt den häufig vorkommenden, meist quälenden Selbstvorwürfen markiert eine auch in der Imagination vorbereitete und nunmehr bewusst gepflegte liebevolle und selbstfürsorgliche Haltung den Übergang in eine neue Qualität.

2.3 Aufbau von Selbstmitgefühl und Selbstakzeptanz

Was auch immer in der eigenen Lebensgeschichte passiert sein mag, es wäre fatal, sich selbst dafür abzulehnen, zu kritisieren, sich gar vor sich selbst zu ekeln oder sich anhaltend dafür zu bestrafen. Ob es sich um feine, aber nichtsdestoweniger schmerzliche Unstimmigkeiten in der Familie handelte, um schambesetztes Versagen oder um gröbste Traumatisierungen durch massive Gewalterfahrung – die therapeutisch einzig sinnvolle Perspektive, um auf das damals erfahrene Leid zu blicken, ist jene des warmherzig mitfühlenden Erwachsenen, der hier und heute alles zu tun bereit ist, um wohlwollend und unterstützend ein selbstbestimmteres und erfüllteres Leben zu begünstigen (Gilbert, 2010; Germer, 2015).

Nicht nur die von den Therapeut*innen verkörperte Grundhaltung, welche in der therapeutischen Beziehung auf vielschichtige Weise erlebbar wird, ermöglicht da ein „Lernen am Modell", sondern dieser potenziell heilsame Umgang mit der eigenen Verletzlichkeit kann in der verhaltenstherapeutischen Herangehensweise sehr konkret angesteuert werden. Der Zugang über die Vorstellung hilft hier ebenso, wichtige positive Erfahrungen im bisherigen Leben aufzuspüren, bei denen Mitgefühl empfunden und anderen entgegengebracht oder aber selbst empfangen und angenommen werden konnte.

Welchen Menschen, Tieren, Pflanzen oder auch Gegenständen gegenüber habe ich selbst schon so ein „warmes, wohlwollendes Gefühl" erlebt, verbunden mit dem Wunsch, dass sich deren Geschicke hin zum Guten wenden und es ihnen wohlergehen möge? Welche bildhaften Szenen tauchen da aus der Erinnerung auf? Wie genau und wo im Körper kann ich dieses Mitgefühl spüren?

Sobald nun dieses Gefühl durch therapeutische Unterstützung mit einer klareren Kontur erfahrbar wird, ist ein möglicher nächster Schritt, nach Situationen zu suchen, in denen einem selbst jemand Mitgefühl entgegengebracht hat.

Wenn ich mich nun mit allen Sinnesmodalitäten in eine solche Szene hineinversetze, spüre ich dann das mir entgegengebrachte Wohlwollen und kann ich es annehmen? Was macht das mit mir in meiner Not? Und schließlich als wichtigster Schritt: Falls ich mich jetzt in der Vorstellung in eine Situation meiner Vergangenheit begebe, die sehr schwierig oder peinlich war, kann ich dann genau dieses warmherzige und wohlwollende Mitgefühl auch für mich selbst aufbringen, wenn ich aus der heutigen Perspektive auf meine Erfahrung zurückblicke?

Auf diesem Weg wird häufig schmerzlich bewusst, wie schwer es ist, sich selbst gegenüber eine liebevoll zugewandte und unterstützende Haltung einzunehmen. Die dieser Haltung zugrunde liegende Selbstakzeptanz ist leider genauso rar wie völlig alternativlos: Die Umstände, in die wir hineingeboren wurden, die Bedingungen unseres Aufwachsens, die getroffenen Entscheidungen und die daraus resultierenden privaten und beruflichen Gegebenheiten liegen unkorrigierbar hinter uns, eben in der Vergangenheit.

Die verhaltenstherapeutische Auseinandersetzung mit der Lebensgeschichte lässt zuvorderst die dabei auf der Strecke gebliebenen emotionalen Prozesse und die dadurch gehemmten Entwicklungen nachholen, letztlich um sich mit dem Vergangenen besser aussöhnen und mit dem erlittenen Schmerz gründlicher abschließen zu können. An den harten Fakten der eigenen Erfahrung ist freilich nicht zu rütteln, doch die persönliche Sichtweise darauf und der wohlwollendere Umgang mit den verschiedenen Aspekten der eigenen „Gewordenheit" kann einen deutlichen Unterschied in der subjektiven Lebenszufriedenheit machen.

2.4 Wege zu einer gelungenen Kindheit

Das Bild, das wir uns von unserer eigenen Vergangenheit machen, ist meist alles andere als „objektiv". Außerhalb der harten Eckdaten betreten wir im Zuge der Rückerinnerung sehr weiche, vielfach nuancierte und schillernde

Bereiche. Je nach gerade vorhandener Grundstimmung wird der Blick in die einstige Erfahrungswelt selektiv anders ausfallen (Goschke, 1996).

Auch entsprechend unserer heute entstandenen Vermutungen über mögliche Peiniger*innen und Wohltäter*innen der Kindheit werden uns tendenziell nur jene Szenen plastisch entgegentreten, die unsere Verdachtsmomente stützen können. Wir erinnern uns mit der Absicht, Bestätigung dafür zu finden, dass jemand „schuld“ ist an unserem heutigen Elend. Und es mag ja sein, dass sich diese oder jene Begebenheit genau so ereignet hat, aber gleichzeitig haben sich auch viele andere ereignet, die in ihrer emotionalen Färbung ein differenzierteres Bild ergeben würden. Eine grundsätzliche Vorsicht vor „Schwarz-Weiß-Malerei“ ist hier mehr als angezeigt.

*Ebenso leicht können Berichte von anderen Personen, die Zeug*innen der eigenen Kindheit waren, gänzlich falsche Fährten für das Selbstverständnis legen. „Du hast die ganze Zeit geschrien und die Nächte in den Monaten nach der Geburt waren fürchterlich.“ Ein verallgemeinernder Satz, den wohl einige Eltern, in lockerem Gespräch zurückblickend, ihrem mittlerweile eingeschulten Kind unbedacht sagen könnten. Die vielen Stunden fröhlicher Gemeinsamkeit im erkundenden Spiel, die es damals auch gab, werden mit diesem Satz ohne Absicht leider ausgeblendet. Berechtigterweise könnte sich das Kind dann fragen: „War ich schon von Anfang an ein zutiefst unglückliches Kind? Haben meine aktuellen Unsicherheiten vielleicht damit zu tun? Was ist denn da vielleicht noch alles schiefgelaufen?“*

Eine weitere Variante früh gelegter Selbstmissverständnisse entsteht häufig durch den Vergleich mit anderen: „Du bist ganz wie der Papa, nicht nur dieselbe Augen- und Haarfarbe, auch der Jähzorn, die Ungeduld und permanente Unzufriedenheit hast du von ihm.“ – „Aha, da schlummert also ein Monster in mir, das ich mir weder ausgesucht habe, noch leicht loswerden kann – schrecklich. Bin ich jetzt dazu verurteilt, mein Leben in Unzufriedenheit zu fristen?“

Andererseits gibt es den beinahe schon sprichwörtlichen Satz, dass „es niemals zu spät ist, um eine glückliche Kindheit gehabt zu haben". Tatsächlich besteht immer die Möglichkeit, sich auch den eigenen Erinnerungen so anzunähern, dass wir Ausschau halten nach Momenten der empfundenen Freude, des vorhandenen Friedens oder des Einklanges mit uns damals nahestehenden Menschen oder mit der Natur. Gerade die stilleren Qualitäten im Schatz unserer Erinnerung sind schwerer zu erschließen, bergen aber viele Hinweise zu Dingen, Tätigkeiten und Vorlieben, die wir bis heute wertschätzen können.

Selbst in einem durch dramatische Traumatisierungserfahrungen geprägten Leben wird es solche stillen Momente gegeben haben, wo sich das Kind im selbstversunkenen Spiel, unabhängig von der Bedrängnis durch die brutalen Zumutungen der Umwelt, zu stabilisieren trachtete. Dabei entstanden vielleicht wichtige emotionale Bezüge zu bestimmten Gegenständen, Materialien oder Lebewesen. Pflanzen oder Tiere bekommen da nicht selten einen zentralen Stellenwert, der auch im weiteren Leben für Halt und emotionale Verbundenheit – frei von assoziierter Gefahr – sorgen kann.

Vielleicht ist uns das eine oder andere gar nicht mehr so bewusst und wir täten gut daran, uns auf die Suche danach zu machen, welche Erlebnisse der Kindheit uns bis heute ein Lächeln ins Gesicht zaubern können. Hier liegen unsere persönlichen Ressourcen, die sich wohl trotz aller Belastungen und Unstimmigkeiten angesammelt haben. Gerade ihnen verdanken wir es, dass wir mit den kindlichen Notlagen doch noch verhältnismäßig tapfer umgehen konnten. Möglicherweise gelangen wir ja mit therapeutischer Hilfe zu einer Sicht auf die eigene Kindheit, die das Gelungene daran aus vollem Herzen würdigen kann.

Und ebenso ist es niemals zu spät, wieder mit den eigenen erkundungs- und spielfreudigen Anteilen in Berührung zu kommen. Wird der „Modus des glücklichen Kindes" belebt, zapfen wir die Quellen an, die uns mit ihren Kräften letztlich bis hierher gebracht haben, ja, die vermutlich sogar der gesamten Menschheit über die Jahrtausende komplikationsreicher Entwicklung hinweg geholfen haben.

Eigene erste Schritte zu wagen, hinzufallen, wieder aufzustehen und weiterzumachen – ein starkes Prinzip, das uns allen von Anfang an mitgegeben ist. Daran zu glauben, mit traumwandlerischer Sicherheit das bloß Erahnte realisieren zu können, und dann im faktischen Erleben der kühnen Tat von Glücksgefühlen durchströmt zu werden, zählt zum nicht unwahrscheinlichen Erfahrungsschatz von Heranwachsenden.

Wir sind ausgestattet mit viel Neugierde für das, was möglich ist, was hinter der nächsten Ecke auftauchen könnte und was noch alles zu machen wäre mit dem Material, das uns umgibt. Kinder haben diesen unerschütterlichen Antrieb, das Potenzial der Welt zu erkunden, und da wir alle Kinder waren, ist dieser Antrieb nach wie vor in uns vorhanden, irgendwo und irgendwie bereit für den neuerlichen Aufbruch ins Unbekannte. Im heiter ausgestalteten Spiel wie auch im spielerisch angegangenen Gestalten können wir uns stets aufs Neue von den scheinbaren Vorgaben unserer eigenen Vergangenheit befreien. So betreten wir den offenen Raum der im Moment noch nicht festgelegten Gegenwart.

3 Die Veränderung im Hier und Jetzt

Im permanenten Strom unseres Selbsterlebens ergeben sich leider ebenso häufig Gelegenheiten, wo wir an den gegenwärtig herrschenden Bedingungen Anstoß nehmen und leicht ins Straucheln geraten können. Was immer hier in den engen Lichtkegel augenblicklicher Bewusstheit rücken mag, kann unschwer postwendend zum Stolperstein werden.

Sind es unangenehme Empfindungen, die wir in Reaktion auf die Umgebungsbedingungen entwickeln, hätten wir es gerne unverzüglich angenehmer. Ist es zu heiß, sollte es kühler werden, ist es zu kalt, verlangen wir nach mehr wohliger Wärme. Ist uns langweilig, wünschen wir mehr Abenteuer und Herausforderung, sind wir „gestresst", sollte sich eine Oase der Ruhe auftun.
Indem wir kontinuierlich die Qualität unserer Erfahrung zu impliziten Idealvorstellungen in Beziehung setzen, wecken wir eigene Handlungsimpulse, die antreten, um die erwünschten Veränderungen in Gang zu setzen. Handelt es sich um äußere Umstände, können wir vielleicht wirklich etwas in die angestrebte Richtung bewirken. Wir ziehen uns in den kühlenden Schatten zurück oder heizen den Ofen ein, um beim obigen Beispiel zu bleiben. Doch je mehr die Umstände innerhalb unserer eigenen Haut stattfinden, desto schwieriger wird das Unterfangen.

Eigene Gefühle oder Stimmungen, spontan sich aufdrängende Gedanken oder der uns meist begleitende innere Monolog verlangen eher nach einer interessiert zugewandten Koexistenz, als dass sie sich dem direkt verändernden Zugriff anbieten würden. Erst recht unsere vitalen Grundfunktionen wie der Schlaf oder die Verdauung, welche vom autonomen Nervensystem hinreichend zuverlässig gesteuert werden könnten – wenn nicht allzu leicht unsere Erwartungen dazwischengeraten würden.

Umso mehr gilt dies für die abstrakteren Formen der Selbstbezüglichkeit: Überall dort, wo sich das Wort „Selbst" als Beifügung anbietet, handelt es sich ja um die Markierung einer rekursiven Schleife in unserem

Bewusstsein, also das Phänomen der möglichen Rückbezüglichkeit von psychischen Prozessen (Guidano, 1991).

Unser Denken kann sich beispielsweise auf das eben Gedachte beziehen, dann sprechen wir vielleicht von einem Vorgang der „Selbstreflexion". Und so finden sich auch Wortschöpfungen wie „Selbstvertrauen", „Selbstwert" oder „Selbstsicherheit", welche suggerieren könnten, dass es sich dabei um ein irgendwie messbares Gut handelt, welches entweder gegenständlich besessen oder aber schmerzlich vermisst wird. Bei näherer Betrachtung sehen wir aber, dass es sich eher um Qualitäten handelt, die sich dynamisch einzustellen beginnen, je nachdem, wie wir mit den eigenen Erlebnissen umgehen. Begleiten wir die kontinuierlich sich entfaltenden Bewusstseinsinhalte vertrauensvoll und wertschätzend, so wird unserem damit einhergehenden Handeln auch entsprechende Sicherheit in der Umsetzung innewohnen. Und im Umkehrschluss mengen sich auch jene problemverursachenden Zweifel und Abneigungen in den Bewusstseinsstrom, welche sich über die Zeit zu immer irritierenderen Auslenkungen unserer psychischen Befindlichkeit aufschaukeln können.

Der verhaltenstherapeutische Ansatzpunkt ist hier in sehr kleinräumigen zeitlichen Abfolgen, also ganz „im Hier und Jetzt" anzusiedeln. Die Therapie wird letztlich darauf abzielen, einen qualitativ anderen Umgang mit den eigenen Erfahrungen zu ermöglichen. Doch sehen wir uns zunächst genauer an, wie solche fatalen störungsverursachenden psychischen Dynamiken noch besser zu verstehen sind.

3.1 Wenn die Lösungsstrategie zum Problem wird

Schon mit der Hinwendung zu den Eigenarten unserer kognitiven Verarbeitung wurde bald klar, dass es so etwas wie einen „Teufelskreis" zwischen Wahrnehmung, Bewertung und daraus resultierender nochmaliger Intensivierung des Wahrgenommenen gibt (Margraf & Schneider, 1990). Dieses Phänomen wurde zunächst am „Teufelskreis der Angst" veranschaulicht:

> *Spüre ich beim Innehalten nach einer körperlichen Betätigung mein Herz klopfen und entsteht der Eindruck, das Herz würde irgendwie unregelmäßig schlagen, kann der Gedanke aufkommen, dass vielleicht etwas mit meinem Herzen nicht stimmt. Sorgenvoll könnte ich meine Aufmerksamkeit vermehrt der Beobachtung meiner Herztätigkeit widmen, durchaus in der Befürchtung, dabei noch gravierendere Unregelmäßigkeiten in seinem Rhythmus entdecken zu müssen.*
>
> *Dieses Bedrohungsszenario verursacht freilich eine zunehmende physiologische Anspannung und auch Aktivierung – schließlich könnte unmittelbare Gefahr für meine Gesundheit bestehen. Eine gedankliche Vorwegnahme, die augenblicklich meinen Pulsschlag beschleunigt. Jetzt spüre ich deutlich, wie das Herz förmlich losgaloppiert, dabei aber eindeutig ziemlich holprig schlägt, oder? Beginnt so etwa ein Herzinfarkt? Dieser Gedanke treibt mir sofort Schweißperlen auf die Stirn. Ich könnte kurz vor meinem Tode stehen, achte also in heftiger Angst auf weitere Anzeichen eines Herzinfarktes.*
>
> *Wie war das noch mit den Spannungsgefühlen im linken Arm- und Brustbereich, die deutliche Vorboten sein sollen? Ja, auch hier fühlt es sich nicht so locker an, wie ich es gewohnt bin. Eine Bewertung, die mich nun wirklich in den hellsten Alarmzustand versetzt, Hitzewallung und Herzrasen inklusive. Es scheint so weit zu sein, dass offenbar mein letztes Stündlein geschlagen hat …*

Die Funktion der zunehmend aktivierten Angst besteht wohl darin, emotionale Energie zu mobilisieren, die ein rasches Handeln zur prompten Abwendung von unmittelbarer Gefahr unterstützt. Die Fehlinterpretation, dass diese an sich hilfreich gemeinte Reaktion des Körpers die eigentliche Bedrohung darstellen könnte, lässt den Impuls, auf welche Weise auch immer Kontrolle über die zunehmend eskalierende Situation bekommen zu wollen, oft in eine irreführende Richtung abbiegen.

Im obigen Beispiel verbleibend rufe ich vielleicht den Notarzt an und werde rasch von einem Rettungsfahrzeug ins Spital gebracht, wo ich sofort an die entsprechenden diagnostischen Geräte gehängt werde. Zunächst erhalte ich die erleichternde Botschaft, dass es sich nicht um einen Herzinfarkt handelt, dann aber den weniger beruhigenden Hinweis, dass es eine Panikattacke gewesen sein könnte. Nun, solche Panikattacken werden aber jederzeit wiederkommen können, oder? Und wie weiß ich, ob es dann nicht vielleicht wirklich ein Herzinfarkt ist? Das Geflecht von negativer Erwartung, sorgenvoller Beobachtung und körperlicher Anspannung wird hier bereits engmaschiger gewoben und der „Teufelskreis" kann sich umso hartnäckiger einnisten.

Solche und ähnliche Rückkoppelungsphänomene gibt es in vielfältigen Formen und sie sind mehr oder weniger an fast allen psychischen Störungen beteiligt. Meist geht es darum, dass ein Aktionsimpuls auf kurzfristige Kontrolle abzielt, um unerwünschte Empfindungen loswerden oder erwünschte Effekte herbeizwingen zu können. Doch schon mittelfristig scheitert das Unterfangen, da die Kontrollstrategie auf Dauer nicht den emotionalen Reaktionen im Körper gerecht wird.

Menschen begegnen hier ihren eigenen Gefühlen nicht verständnisvoll, sondern betrachten diese als Feinde des eigenen Wohlbefindens. Es beginnt oft ein Kampf darum, wer im eigenen Organismus das letzte Wort behält, doch dieser Kampf ist nicht wirklich zu gewinnen. „Je weniger Du es haben willst, desto mehr bekommst Du es", ist da treffend anzumerken (Hayes, Strohsal & Wilson, 1999).

Wenn sich Menschen mit dem Wunsch, die eigene Angst „in den Griff zu bekommen", in Therapie begeben, drängt sich mir regelmäßig der Gedanke auf, dass es ihnen wohl schwerfällt „loszulassen", also die eigenen Gefühle nicht kontrollieren zu wollen, sondern ihnen ihr Eigenleben belassen zu können.

Während es bei Angst- und Zwangsstörungen zu einer zunehmenden Aktivierung und Intensivierung von Gefühlen mit einer immer kürzeren Taktung von diesbezüglichen Kontrollversuchen kommt, was als „nach oben weisende Spirale" visualisiert werden könnte, sind depressive Dynamiken aufgrund ihres spezifischen Rückkoppelungseffektes eher als „Spiralen nach unten" aufzufassen. Hier ist es die eigene Traurigkeit und Bedrücktheit, die als emotionale Eingangsgröße oft auf wenig Gegenliebe stößt. Im Vergleich mit anderen, scheinbar stets sich amüsierenden Menschen, die offenbar ein gelungeneres und glücklicheres Leben zu leben imstande sind, fällt das Urteil über die eigene Verfassung tendenziell negativ aus (Williams, Teasdale, Segal & Kabat-Zinn, 2007).

> *Irgendetwas mache ich offensichtlich falsch, denn sonst würde es mir besser gehen. Meine gedankliche Suche konzentriert sich nun darauf, was es denn genau sein könnte, das mit mir nicht stimmt. Welche Fehler ich bei Entscheidungen begangen habe, woran ich gescheitert bin, welche unbedingt nötigen Attribute oder Fähigkeiten mir unwiederbringlich abgehen – so oder so ähnlich drängen viele vermeintliche Ursachen für das Unwohlsein in mein Bewusstsein. Alles Gedanken, die mich natürlich noch mehr bedrücken und mir meine Ohnmacht im Leben drastisch vor Augen führen.*
> *Und darüber einfach mal traurig zu sein, nein, das ist auch kein Weg, schließlich muss sich dringend etwas zum Besseren wenden, aber da ich nicht weiß, wie, wird mein Ohnmachtsempfinden umso erschlagender. Ich fühle mich gelähmt, habe keine Kraft mehr, resigniere, will mich verkriechen und nichts mehr wissen von der Welt. So aber hat das Leben keinen Sinn mehr, so kann ich nicht weitermachen …*

Eine andere Variante des Rückkoppelungseffektes finden wir bei Suchtproblematiken, sei es durch Substanzmissbrauch auch noch körperlich verstärkt, oder stoffungebunden nur von Verhaltensgewohnheiten bedingt (Beck, Wright, Newman & Liese, 1997).

Sobald ich mir etwa in einer angespannten Situation, in der ich von emotionalem Unwohlsein erfasst werde, eine rasche Erleichterung verschaffen möchte, bieten sich in einer konsumfreudigen Welt vielerlei Möglichkeiten an. Schnell mal am Smartphone nachsehen, ob mir jemand eine aufmunternde Nachricht gesendet hat, vielleicht auch einen lustigen Videoclip. Oder in der Küche vorbeisehen, wo in der Naschlade sicher noch tröstliche Leckereien zu finden sind. Am Weg ins ungeliebte Büro zunächst ein „coffee to go“, dazu eine Zigarette, dann rasch bei der monotonen Bildschirmarbeit viele andere Fenster geöffnet, wo die spannenden neuen Nachrichten als willkommene Ablenkungen in kurzen Abständen aufpoppen.
Von hier ist es nicht weit zu Online-Sportwetten, zum Internetpokern oder Pornokonsum, und da haben wir noch gar nicht daran gedacht, dass so ein Schluck von eisgekühltem, prickelndem Bier auch nicht zu verachten wäre. Herrlich, wie so ein kleiner Alkoholpegel im Blut das Leben gleich erträglicher erscheinen lässt. Und wenn ich dann doch zu müde werden sollte, so werfe ich schnell mal etwas ein, das mir wieder etwas Speed verschafft …

Diese Aufzählung von fatalen inneren Dynamiken könnte quer durch die vorhandenen Diagnosesysteme fortgesetzt werden. Fast immer ist es ein initiales Unbehagen, hinter dem mehr oder weniger starke Gefühle stehen, welche den situationsbedingten Zufälligkeiten entspringen und möglicherweise auch als diffuses Echo der eigenen fernen Lebensgeschichte im Hier und Jetzt brandaktuell herandrängen. Meist ist die spontan gewählte Lösungsstrategie, die kurzfristig höhere Kontrollchancen verspricht, mit einer gesunden Distanz betrachtet aber das eigentliche Problem. Sie verschließt die Betroffenen gegenüber den eigenen Empfindungen, welche bei einem offeneren Zugang emotional bedeutsame Entwicklungsprozesse anstoßen könnten, und legt eine grundsätzlich falsche Fährte, die dann oft über Jahre mit großer Beharrlichkeit verfolgt wird. Doch wie heißt es so treffend: „Erkenntnis ist der erste Schritt zu Besserung.“

3.2 Aufmerksamkeitsfixierung oder Flexibilität

Mit verhaltenstherapeutischer Hilfestellung kann an so einem Punkt der Selbsterkundung zunehmend bewusst werden, wie sehr die eigene Aufmerksamkeit eigentlich am jeweils dominierenden persönlichen Thema „klebt", ja förmlich wie magnetisch angezogen wird von den immer ähnlich durchlaufenen Kreisen, aus denen es scheinbar kein Entrinnen gibt. Ein solches „Aufmerksamkeitssyndrom" mitsamt seiner Sogwirkung wirft therapeutische Fragen nach den implizit mitschwingenden Überzeugungen und Annahmen auf (Wells, 2011).

Wenn wir nun von außen auf jene Gedankenprozesse blicken, die in rückbezüglichen Schleifen fixiert sind, können wir uns von dieser Metaebene aus überlegen, was sich die Betroffenen mit ihren verzweifelten kognitiven Anstrengungen davon eigentlich erhoffen. Nicht die Inhalte, die sie beschäftigen, werden hier therapeutisch erkundet, sondern ihre meist nicht bewussten Wirksamkeitserwartungen bezüglich der eigenen Gedankentätigkeit. Und die faktische Wirksamkeit dieses kreisenden Denkens ist wiederum leicht an den tatsächlich erlebbaren Effekten zu überprüfen.

Beispielweise könnte ich im Stundentakt den neuesten Nachrichten lauschen und dabei mit großer Sorge auf Hinweise achten, die eine derart globale Bedrohung darstellen würden, dass ich vielleicht auch selbst unmittelbar davon betroffen wäre. Münden die Spannungen zwischen Nordkorea und den USA in einem Atomkrieg? Oder ist ein ähnliches Szenario mit dem Iran im Entstehen, einem Land, das weit näher an Europa liegt? Sind verheimlichte Atomreaktor-Unfälle in Sibirien zu vermuten? Und wenn der Wetterbericht von einer herrschenden Nordost-Strömung spricht, könnte da eine radioaktive Wolke herantreiben? Viele offene Fragen, und fast nach jeder Nachrichtensendung entstehen neue, die mir erst recht keine größere Gewissheit bringen.

Was ist also die ursprüngliche Hoffnung und was der tatsächliche Effekt dieses chronischen „Bedrohungsmonitorings", also des permanenten Achtens auf subtile Zeichen einer herannahenden Gefahr? Keineswegs wollen wir inhaltlich auf die Lage der Weltpolitik eingehen, sondern in bloßer Betrachtung der kognitiven Vorgänge können wir feststellen, dass die implizite Hoffnung, im Ernstfall besser vorbereitet und daher schneller geschützt zu sein, sich so noch keineswegs einlösen lässt. Vielmehr passiert genau das Gegenteil, denn immer mehr mögliche Bedrohungsszenarien werden auf diesem Weg entdeckt und immer heftiger wird klar, dass eine allumfassend schutzbietende Vorbereitung gerade dadurch immer unrealistischer wird. Wie also könnte nun ein therapeutisch angepeiltes Ausstiegsszenario aussehen?

Die starre Fokussierung der Aufmerksamkeit – im Sinne einer Fixierung auf bestimmte immer wiederkehrende Themen – gilt es erst einmal aufzuweichen. Und durch den begleitenden Ausbau von kognitiver Flexibilität ist zu erlernen, wie die Konzentration in andere Bahnen gelenkt werden kann.

So unmöglich es zunächst im obigen Beispiel erscheinen mag, bei Beginn der Nachrichtensendung den Radio abzuschalten, so wird bei gemeinsamer Suche nach möglichen Ausnahmen vielleicht rasch eingeräumt werden, dass etwa im Falle eines just in diesem Moment an der Tür klingelnden Postboten sehr wohl eine Unterbrechung und Umfokussierung stattfinden kann. Wenn ich mich also bei diesem Klingeln von meinem „Bedrohungsmonitoring" losreißen kann, dann sollte es mir doch eigentlich aus eigener Kraft auch in einem anderen Moment gelingen ...

Ebenso können viele weitere Alltagsbeispiele zur Einsicht führen, dass es jedem Menschen prinzipiell gegeben ist, seine Aufmerksamkeit aktiv zu lenken, wie schwer es in manchen Situationen auch fallen mag. Es handelt sich hierbei um eine psychisch höchst bedeutsame Fertigkeit, die von Moment zu Moment, also im zeitlich kleinräumigen „Hier und Jetzt" letztlich einen großen Unterschied macht.

Der Einübung von Fertigkeiten wurde in der Verhaltenstherapie seit jeher viel Zuwendung zuteil. Um die kognitive Flexibilität zu fördern, hat sich als ein geeignetes Übungsmedium der akustische Bereich bewährt (Wells, 2011): Wenn wir an einem Ort sitzen, wo zahlreiche Geräuschquellen für ein dichtes Klangszenario sorgen, können wir lernen, unsere Aufmerksamkeit zunächst gezielt einer bestimmten Tonfolge zuzuwenden sowie gleichzeitig alle anderen Geräusche auszublenden.

Ich konzentriere mich etwa zuvorderst auf das Ticken der Pendeluhr im Raum und belasse die ebenso wahrnehmbaren Straßengeräusche, das leise aus der Küche tönende Radio und das Gezwitscher der Vögel im Hof im Hintergrund. Das metallische Tick-Tack tritt immer ausfüllender in den Fokus meiner Aufmerksamkeit, während die anderen Geräusche zunehmend an den Rand geraten, ja kaum mehr registriert werden. Nach einiger Zeit wechsle ich den Fokus, löse also meine Aufmerksamkeit von der Uhr ab und lenke sie hin zu den brummenden und rumpelnden Klängen, die vom Fenster her kommen – ich höre die Straßenbahn vorbeifahren, dann ein Auto, noch eines, das helle sägende Geräusch eines Mopeds, und so weiter. Jetzt sind es die Straßengeräusche, die ganz meine Aufmerksamkeit auszufüllen beginnen, und die anderen Klänge treten in den Hintergrund.

So könnte ich weiter üben, indem ich von einer Geräuschquelle zur nächsten gehe, immer ganz in Konzentration auf die wahrnehmbaren Klangqualitäten, und ich könnte erlernen, die weiteren akustischen Elemente dabei allmählich auszublenden. Die Fähigkeit zur aktiven Aufmerksamkeitslenkung ist in dieser Weise auch unter Zuhilfenahme von entsprechenden Audiodateien erweiterbar, wo akustisch wesentlich komplexere Klangteppiche mit therapeutischer Unterstützung durchwandert werden. Diese Erweiterung der kognitiven Flexibilität zählt zu den erwünschten Effekten solcher oder ähnlicher Übungen, die ganz am gegenwärtigen Erleben ansetzen.

In die gleiche Richtung weist die Arbeit mit therapeutisch gezielt eingesetzten Metaphern, welche implizite kognitive Annahmen und festgefahrene Schlussfolgerungen provozieren und „aus den Angeln heben" können. Indem das scheinbar rational Selbstverständliche mit bildhaften Analogien, die einer anderen und vielleicht „heilsameren" Logik folgen, in Austausch gerät, werden die bisher starr zur Anwendung gebrachten Lebensregeln bewusst „aufs Glatteis geführt". Ihre bislang unhinterfragt als zwingend angenommene Logik kontrastiert plötzlich angesichts der angebotenen Bilder mit dem irritierenden Erleben ihrer offensichtlichen Unangemessenheit, was die eigene unreflektierte Haltung erschüttert und somit auch die psychische Flexibilität fördert (Lakoff, 1998; Hayes, Strohsal & Wilson, 1999; Villatte, Villatte & Hayes, 2016).

*Betrachte ich mein Leben als „Wettkampf, bei dem ich immer der Stärkere sein muss, um zu siegen", oder als „langen, stillen Fluss"? Sehe ich meinen Arbeitsplatz als „Arena" oder „Schlachtfeld" und meine Kolleg*innen als „Konkurrent*innen im Wettkampf, die ich ausschalten muss", oder gehe ich davon aus, dass wir gemeinsam „ein Schiff steuern und trotz gefährlicher Flusswirbel und Stromschnellen alles tun werden, um sicher in den nächsten Hafen zu kommen"?*
Jede dieser Metaphern transportiert höchst unterschiedliche Implikationen und generiert folglich gänzlich verschiedene Auffassungen von den hier erforderlichen Handlungsausrichtungen. Auch der im jeweiligen Bild entstehende emotionale Grundton wird sich wohl ziemlich gegensätzlich anfühlen – einmal wird aggressive Selbstbehauptung heraufbeschworen, das andere Mal ein wohlwollend-kooperatives Zusammenhelfen.

Wie sehr unsere Psyche dazu fähig ist, einmal etablierte Anschauungsweisen zu verlassen, und erstaunlich flexibel auch gänzlich anderen situationsspezifischen Auffassungen Raum geben kann, wird an den vielfach bekannten Umspringbildern gut erfahrbar. Wenn wir zum Beispiel in ein und denselben grafischen Umrisslinien einmal eine alte Hexe und dann eine junge Frau sehen können, je nachdem, welche Bedeutung wir einzelnen Details der Gestalt verleihen, so sehen wir, dass unser Denken zu dramatischen Schwenks in der Lage ist. Es reichen hier minimale, von den bisherigen Annahmen abweichende Interpretationshinweise, um solche markanten Veränderungen anzustoßen.

Dort, wo starke, mit der Lebensgeschichte verwobene Emotionen mitwirken, ist es leider bei Weitem nicht so leicht, die einmal etablierten Sichtweisen zu flexibilisieren. Denken wir nur an den kritischen Blick auf den eigenen Körper bei manifesten Essstörungen, der meist mit einer unglaublich hartnäckigen Anmutung von dessen Beschaffenheit einhergeht. Selbst lebensbedrohlich abgemagerte Personen haben nicht selten noch immer den zwingenden Eindruck, zu dick zu sein. Doch auch hier kann zumindest eine der vielen möglichen therapeutischen Hilfestellungen in der gezielten Lenkung von Aufmerksamkeit auf jene Aspekte des eigenen Körpers bestehen, die in Kontrast zu den starren Annahmen geraten können. Die fixe Überzeugung, „hässlich und dick" zu sein, würde durch bewusste Wahrnehmung der feingliedrigen Hände, welche die angenehm seidige Haut und das füllige weiche Haar ertasten können, durch sinnliche Erlebnisse unterwandert werden (Legenbauer & Vocks, 2006; Fairburn, 2012).

3.3 Die Entdeckung der Achtsamkeit

Wir haben uns nun ganz nebenbei einer geistigen Verfassung angenähert, die als Achtsamkeit beschrieben wird und auf eine lange Tradition zurückblickt. In vielen fernöstlichen Kulturen, wo buddhistisches Gedankengut seit über zwei Jahrtausenden in den Lebensalltag der Menschen einfließt, ist diese Bewusstseinsqualität ein zentraler Bestandteil des Selbstverständnisses. Verschiedenste Meditationspraktiken haben sich dort niederschwellig etabliert und helfen dabei, eine mehr in der Erlebnisgegenwart verankerte Lebenshaltung zu fördern (Kabat-Zinn, 2013, 2019).

Sehr lange blickt die westliche Philosophie und Psychologie schon interessiert in diese Richtung und immer wieder gab es Versuche, die potenziell hilfreichen Kerngedanken den hier mit ihren emotional aufgeladenen Themen kämpfenden Menschen näherzubringen. Doch erst vor wenigen Jahrzehnten gelang dies auf einer breiteren Basis, und es war zum allgemeinen Erstaunen im Feld der therapeutischen Schulen eben die Verhaltenstherapie, die sich trotz ihres eher empirisch-wissenschaftlichen Zugangs dafür öffnete (oder gerade deshalb).

Seither ist viel geschehen und in zahlreichen verhaltenstherapeutischen Ansätzen schwingen diese mehr oder weniger explizit auf ihre buddhistischen Wurzeln zurückgeführten Sichtweisen von der prinzipiellen Beschaffenheit der menschlichen Psyche mit (Barlow et al., 2019; Germer, 2015; Hayes, Strohsal & Wilson, 1999; Linehan, 1993; van Vreeswijk, Broersen & Schurink, 2012; Wells, 2011; Williams, Teasdale, Segal & Kabat-Zinn, 2007).

Betrachten wir unser Bewusstsein als eine Bildfläche, auf der in ununterbrochener Abfolge die innerpsychischen Phänomene Gestalt annehmen, sich einander anschließen und rasch auch wieder abwechseln, sich freudige Assoziationen und auch gefühlte Aversionen in pulsierender Lebendigkeit aufdrängen, dann wird bald klar, dass unser psychisches Selbsterleben keineswegs zur Ruhe neigt. Wir können hier von einer regen Geistestätigkeit, vom sich ständig zu Wort meldenden Verstand, von der Hochschaubahn der Gefühle sprechen, und wir liegen nicht falsch mit der Annahme, dass uns unser Innenleben in der Regel auf Trab halten wird.

Von den eigenen Grundbedürfnissen angefangen, den damit in Verbindung stehenden Gefühlen, den auf zwischenmenschliche Interaktionen abzielenden Gedanken und Sprachentwürfen bis hin zu den zukunftsbezogenen Vorstellungen, Zielen und Wünschen – wir sind mit einem großen, wohl evolutionsbedingt auch nötigen inneren Spannungsbogen versehen, der selbst ohne jede zwischenmenschliche oder innerpsychische Komplikation schon genug Stoff generiert, um unser Bewusstsein pausenlos zu befüllen.

Verstricken wir uns zudem noch in lebensgeschichtlich entstandene Schwierigkeiten, geraten damit in einen nicht enden wollenden Kampf und schaffen uns so immer neue Probleme, dann reicht der enge Flaschenhals unserer bewussten Verarbeitungskapazität kaum aus, um den bloßen Anforderungen der Alltagsbewältigung hinterherzukommen.

Die Möglichkeit, die sich nun mit dem Vorschlag eines achtsamen Innehaltens auftut, ist folgende: Wir lernen, die sich aufdrängenden Phänomene, also wahrgenommene körperliche Empfindungen, Gefühlsregungen, gedanklich gefasste visuelle oder verbale Inhalte sowie die gerade durchgeführten Handlungen als das zu betrachten, was sie sind. Nicht mehr und nicht weniger.

Beispielsweise blicke ich jetzt gerade in diesem Moment auf eine sich vordrängende Körperempfindung, aha, so also ist meine Schulter angespannt, stelle ich fest. Und wenn ich dann tiefer in mich hineinhorche und einen Zustand der Unruhe und Aufwühlung spüre, aha, so bin ich also aufgewühlt, registriere ich. Und dann sehe ich auf den Inhalt meines gerade gedachten Gedankens – es ist genau dieser „Satz vom gerade gedachten Gedanken", aha, und den schreibe ich zeitgleich auf der Tastatur nieder, ja, tatsächlich, so berühre ich die Tasten und so schreibe ich.

Diese Achtsamkeit ist eine Bewusstseinsqualität, die ermöglicht, das eigene Erleben zeitgleich auf verschiedenen Betrachtungsebenen zu beobachten, wahrzunehmen und dabei auch zur Kenntnis zu nehmen, dass sich eben das ereignet, was sich ereignet. Nicht mehr und nicht weniger.

Natürlich wird unsere Psyche hier viele Zusatzkomplikationen beisteuern können.

Ich lehne vielleicht sofort die wahrgenommene Anspannung in der Schulter ab, versuche, mich zu bewegen, um den leichten Anflug von Schmerz wieder loszuwerden. Ich wundere mich über meine innere Aufwühlung und frage mich, ob ich mit einem solchen Grad von Involvierung überhaupt noch einen genügend klaren Kopf besitze, um einen Text zu schreiben. Und dieser Text erscheint mir ohnedies verdächtig, viel zu persönlich und daher kaum mit dem sachlichen Auftrag für dieses Buch zu vereinen. Zudem stolpere ich nur auf den Tasten herum, verschreibe mich viel zu oft, korrigiere zu oft – ich bin für dieses Projekt möglicherweise nicht wirklich geeignet.

Wir sehen, wie rasch ein kritischer und/oder fordernder Aspekt hineingeraten kann, Bewertungen des Beobachteten sich einmengen und auch bereits erste Schlussfolgerungen, ja sogar richtige Urteile auftauchen. Damit verlassen wir schon wieder die achtsame Haltung, denn diese wird zwar als bewusst konzentriert, aber auch als „nicht wertend“ und in ihrem über die gefasste Konzentration hinausgehenden Wesen als prinzipiell absichtslos charakterisiert.

Achtsamkeit an sich will in ihrer Realisierung nichts anderes bewirken, als weiter voll und ganz achtsam sein zu können. Das, was auf diesem Weg ins Bewusstsein treten mag, wird als genau das akzeptiert, was es eben ist. Wir können auch sagen, dass wir uns im achtsamen Zugang zu den Phänomenen mit einer Haltung der „radikalen Akzeptanz“ für das zu Erlebende öffnen (Linehan, 1993).

Die Menschen befinden sich aber meist in einer ziemlichen inneren Bewegtheit, nicht zuletzt deshalb, weil sie instinktiv danach streben, etwas zur Verbesserung entweder der augenblicklichen Lage oder des Lebens im Allgemeinen beizutragen. Wir sind über weite Strecken unseres Wachzustandes in einem „Doing-Mode“, in dem wir imaginäre Listen mit Aufgaben in uns tragen und mit dem permanenten Abarbeiten der noch offenen Punkte beschäftigt sind. Wir sind voller Absichten und wollen die verschiedensten Dinge erreichen und bewirken – nur kommen stets wieder neue Punkte hinzu und wir gelangen so niemals an ein Ende (Williams, Teasdale, Segal & Kabat-Zinn, 2007).

Achtsamkeit stellt sich hingegen in jenem Moment ein, in dem wir von diesem „Doing-Mode“ in einen „Being-Mode“ umschalten. Im bloßen „Sein“, in das wir jederzeit und augenblicklich eintreten können, verstummen unsere Bestrebungen und die Absichten fallen von uns ab. Die Sinneseindrücke finden unverstellt in unser Bewusstsein und wir werden sie in allen Schattierungen wahrnehmen, offen auch dafür, uns von ihnen berühren zu lassen, ohne sie abändern zu wollen. Eine psychische Verfassung, die wir vielleicht von manchen genussreichen und glücklichen Momenten in unserem Leben kennen, wo alles stimmig zusammenzuspielen scheint, wir also zur richtigen Zeit am richtigen Ort sind und genau das tun, was wir durch und durch bejahen können und was wir folglich mit allen Sinnen bereitwillig aufnehmen.

Da wir aber nicht immer auf Urlaub sind, wo sich solche genussreichen Momente mitunter von selbst einstellen, gibt es therapeutische Hilfen, die uns dieser Verfassung näherbringen können. Sogenannte Achtsamkeitsübungen, die unsere bockige Aufmerksamkeit besänftigen und kleine Inseln der Ruhe entstehen lassen, indem wir ab und an innehalten und uns vielleicht von einem bestimmten Sinneseindruck leiten lassen, der keinen Aufforderungscharakter besitzt. Da bietet sich etwa „klassisch" die eigene Atmung an, welche sich in ziemlicher Autonomie ohnedies von selbst ereignet, als Beobachtungsobjekt immer verfügbar ist und sich zudem in einer deutlichen rhythmischen Bewegung vollzieht.

Wenn wir unsere Aufmerksamkeit auf den körperlich wahrnehmbaren Punkt hinlenken, wo sich beim Atmen die eigene Bauchdecke hebt und senkt oder wo die Luft durch die Nase ein- und ausströmt, so ist der Moment gekommen, um mühelos in den Zustand der Achtsamkeit einzutreten. Wir halten dann unsere Aufmerksamkeit bei den Erlebniskomponenten des Atmens und wollen bei diesem für unser Leben ohnedies essenziellen Geschehen möglichst anteilnehmend verweilen.

Unsere Aufmerksamkeit wird freilich mehr oder weniger oft ausbrechen und in Richtungen zerren, die kurz davor in unserem Zentralnervensystem aktiviert waren und die vielleicht auf noch zu erledigende Vorhaben verweisen wollen. Ebenso ziehen schier unaufhörlich allerlei Bilder und Gedanken, irritierende Körperempfindungen und spontan aufkommende Gefühle unser Bewusstsein mit großer Kraft an. Doch sobald wir das – achtsam – bemerken, dann die Quelle der Ablenkung registrieren, ohne weiter darauf einzugehen, und uns wieder sanft und wohlwollend zum Objekt der Beobachtung zurückleiten, so halten wir uns im Rahmen dessen auf, was Menschen in der Regel möglich ist.

Die unaufhaltsam aufkommenden Bewusstseinsinhalte ohne viel Aufhebens weiterziehen zu lassen – was ohnedies von selbst und ohne zusätzlich erforderliche Anstrengung permanent geschieht – sowie sich mit der Aufmerksamkeit in der Nähe der eigenen Atmung möglichst anteilnehmend aufzuhalten ist auch schon das Wesentlichste bei dieser Übung der Achtsamkeit.

Ob wir die Atmung wählen, die Beobachtung unserer abrollenden Fußsohlen beim Spazierengehen, oder ob wir achtsam essen, Zähne putzen oder Geschirr waschen: Fast alle Tätigkeiten in unserem Lebensalltag haben das Potenzial, Momente des anteilnehmenden Verweilens und Begleitens unserer sinnlichen Wahrnehmungen zuzulassen. Diese informellen Möglichkeiten zur Übung von Achtsamkeit können bei Bedarf auch in formellere Varianten übergeführt werden, wo diese Bewusstseinsqualität immer wieder an einem bestimmten Ort zu einer bestimmten Zeit für eine gewisse Dauer in einer definierten Körperhaltung aufgesucht wird. Da wären wir dann bei den rituelleren Meditationspraktiken gelandet, welche ganz nach persönlichem Bedarf ebenso zur Auswahl stehen.

Für den verhaltenstherapeutischen Zugang kommt es jedoch nicht so sehr auf den diesbezüglichen zeitlichen Aufwand an, sondern vor allem darauf, den grundsätzlichen Wert einer achtsamen Haltung erlebbar zu machen. Welche konkrete Praxis in welcher Häufigkeit schließlich erprobt wird, kann äußerst unterschiedlich ausfallen. Empfohlen wird oft, sich fürs Erste immer dann damit zu befassen, wenn es gerade leichtfällt, also wenn wir Lust dazu verspüren und neugierig darauf sind, was in einer achtsamen Haltung eigentlich erlebt werden kann (Gilbert, 2010).

Die angepeilte achtsame Grundhaltung will natürlich nicht unser tätiges Leben mitsamt seinen zahllosen Wechselbeziehungen aufheben, sondern sie ermöglicht uns, „die Psyche immer wieder einmal kurzfristig auf null zu stellen“, wie ein „Reset“, bei dem die inneren Vorgänge auf die Basis des bloßen Seins zurückgesetzt werden, erlebt durch die Klarheit unserer Sinne. Und gerade wenn es uns nicht gut geht, ist es sehr hilfreich, diesen Schwenk möglichst intuitiv, ja sogar instinktiv vollziehen zu können. Diese Fertigkeit sollte leicht verfügbar und schnell abrufbar sein, vielleicht sogar stets als treuer Begleiter ins Erleben eingeflochten, auch in Zeiten, in denen es uns durchaus gut geht.

Und die in der Achtsamkeit enthaltene relative Absichtslosigkeit, welche im Moment nichts Weiteres bewirken möchte, als konzentriert und fokussiert zu bleiben, ist ebenso von zentraler Bedeutung. Sie bereitet den Grund vor für die Möglichkeit, nachfolgend entscheidende Schritte der Veränderung realisieren zu können. Denn im absichtslosen Innehalten ist auch das Potenzial zu einer Bereitschaft angelegt, die aufkommenden Gefühle, Gedanken oder Handlungsimpulse in einer klareren und von den vorherigen Verstrickungen befreiteren Weise in unseren psychischen Raum eintreten zu lassen.

So paradox es also klingen mag: Indem wir von unseren alltäglichen Absichten Abstand nehmen, finden wir leichter hin zu einer Bereitschaft, uns von unseren inneren Quellen in einer unverfälschteren Weise berühren zu lassen. Und dies erlaubt in einem zweiten Schritt, wieder unmittelbarer mit dem eigenen inneren Antrieb in Verbindung zu treten und somit auch aktiver ins eigene Leben eingreifen zu können.

3.4 Bereitschaft als entscheidender Moment für Veränderung

Tatsächlich ereignet sich Veränderung wohl in kleinsten, dynamischen Zeitsequenzen, wo sich von Moment zu Moment etwas vielleicht minimal anderes durchsetzt, als es bisher der Fall war. Schon geringste Abweichungen vom Üblichen schaffen neue Tendenzen, die aufsummiert einen gewissen Trend und über viel längere Zeitspannen hinweg dann deutliche Wandlungen im Leben ergeben.

Es beginnt, wie eben gesagt, mit einem mehr oder weniger bewussten Entschluss, eine Variation zuzulassen. Und da ist eine achtsame Haltung eine günstige Voraussetzung, um den dafür geeigneten Moment und die sich dabei anbietende Variation überhaupt wahrnehmen zu können – das „window of opportunity", also das zeitliche Fenster, um eine gegebene Chance nutzen zu können, schließt sich bekanntlich in der Regel schneller, als es uns lieb ist. Das, was hier also gefragt ist, ist jener entscheidende

Moment, in dem es zum Unterschied zwischen Nicht-Tun und Tun kommt. Der Begriff der Bereitschaft spielt hier herein, und er verdient eine nähere Betrachtung (Hayes, Strohsal & Wilson, 1999).

Zunächst könnten wir meinen, dass hinter diesem Begriff so etwas wie Motivation, Willenskraft oder drängendes Begehren stehen könnte und dass es schwache, stärkere und stärkste Bereitschaft gibt. Doch eigentlich trifft nichts von diesen Vorstellungen auf das Wesen der Bereitschaft zu. Auch wenn wir völlig kraftlos, wenig überzeugt und unschlüssig eine Handlung setzen, gilt dies bereits als gesetzte Handlung. Es ist wohl eher so etwas wie ein kategoriales Phänomen, ähnlich wie beim bekannten Spruch vom „Schwanger- oder Nicht-Schwanger-Sein", wo klar wird, dass nicht gleichzeitig ein solcher Umstand sowie auch sein Gegenteil zutreffen kann. Auch wenn es im allgemeinen Leben günstiger ist, nicht dermaßen zu polarisieren, dass anscheinend nur „Entweder-oder"-Alternativen existieren (denn die Umstände sind in einer „Sowohl-als-auch"-Auffassung meist viel verdaulicher), verhält es sich hier im innersten Kern der Veränderungsprozesse anders.

Wenn ich beispielsweise dazu neigen würde, in letztlich selbstschädigender Weise Alkohol zu konsumieren, dann existiert nur ein kurzer Moment, in dem ich die Möglichkeit habe, die Kühlschranktür wieder zuzumachen und die darin befindliche Bierflasche dort zu belassen, wo sie gerade ist. Eine Fertigkeit, die wir als ein „Dem-ersten-Impuls-entgegen-Handeln" bezeichnen können. War ich bereit, dies hier und jetzt so zu tun, dann kann ich eine Trendwende schaffen, die mich zunächst einmal vom heutigen Besäufnis abhält.

Doch schon auf der Ebene meiner Gedanken wird ebenso ein Moment zu beobachten sein, welcher die entscheidende Möglichkeit aufweist, sich anders zu positionieren. Glaube ich etwa dem spontan sich aufdrängenden Satz, dass „heute so ein anstrengender Tag war und ich mir deshalb jetzt wohl ein Bier vergönnen könnte", verbleibe ich auf der schiefen Bahn.

Ich wäre in einer „kognitiven Fusion", also in einer gedanklichen Verschmelzung verfangen, wo ich mich tatsächlich ganz mit dem Inhalt des Satzes identifiziere. Trete ich hingegen achtsam innerlich zurück und betrachte den Gedanken als das, was er ist (nämlich ein gewohnheitsgetriebener Verführungsappell), dann habe ich die Chance, mit akkurater Bereitschaft auf Distanz zu ihm zu gehen, was wir als gedankliche Entschmelzung oder „kognitive Defusion" bezeichnen können (Hayes, Strohsal & Wilson, 1999).

Mit dem körperlich verspürten Ruck, der sich durch die Distanzierung von meinem erlaubnisgebenden, verführerischen Gedanken auftut, schließe ich die Kühlschranktür sofort wieder energisch. Und nun erst kann ich meine emotionale Gestimmtheit in diesem achtsamen Innehalten bewusster wahrnehmen. Ich bin irgendwie traurig, ja, ziemlich traurig, so wie ich da vor dem Kühlschrank stehe.
Und indem ich mich nicht von dieser schmerzlich-unangenehmen Wahrnehmung abwende, sondern bereit bin, mich auf dieses Gefühl einzulassen, ereignet sich ein weiterer entscheidender Moment, der einen Unterschied macht. Ich öffne mich für das Durchleben eines emotionalen Prozesses, der mir die Botschaft meiner inneren Not aufschließt und mich realisieren lässt, wie einsam ich mich eigentlich fühle.
Ich spüre, wie mir zum Weinen ist in diesem Moment. Und wieder habe ich die Wahl, mich zu entscheiden. Ich kann die Tränen zurückdrängen oder aber bereit sein, sie hervortreten zu lassen. Und selbst wenn mir die Tränen bereits die Wangen hinunterlaufen, so habe ich die nächste Wahl, nämlich dieses Trauern schamvoll abzulehnen oder auf ein Neues bereit zu sein, mich mit Wohlwollen und einem Anflug von warmem Mitgefühl zu betrachten, ja liebevoll zu begleiten.

Sollte mir nun etwa einfallen, wie ich schon als Kind einsam in der Küche meine mich überfordernden Hausaufgaben machte und oft zum Kühlschrank ging, um mir einen angenehmen Trost zu verschaffen (damals keinen Alkohol, vielleicht war es ein süßer Fruchtsaft), so betreten wir plötzlich die Dimension der Lebensgeschichte. Die diesbezüglich einführenden Kapitel dieses Buches noch im Hinterkopf, können wir nun erstaunt feststellen, dass sich Rückerinnerung und Nacherleben von Gedächtnissequenzen auch im Hier und Jetzt der Erlebnisgegenwart ereignen. Und somit ist die Veränderung im Umgang mit der eigenen Vergangenheit auch eine Angelegenheit höchst gegenwärtiger Entscheidungen.

> *Sehe ich mich – achtsam – in der Küchensituation meiner Kindheit genauer um und kann viele der damaligen Details in meiner Vorstellung wachrufen, so habe ich wieder die Möglichkeit, mich für neue Zugangsformen zu entscheiden. Nun bringe ich schon ohne langes Zögern die Bereitschaft auf, mich mit aufrichtigem Verständnis für die Not des damals sehr einsamen Jungen auf den eben hochkommenden Schmerz und die Trauer einzulassen. Akzeptanz, Mitgefühl und Wohlwollen begleiten mein Weinen. Tief berührt sitze ich in der Nähe des Kühlschrankes, und dessen Inhalt interessiert mich in diesem Augenblick überhaupt nicht mehr.*

Wenn die Erlebnisgegenwart als Schnittstelle zwischen Vergangenheit und Zukunft ein derart großes Potenzial für Veränderung bietet, ist die Art der verhaltenstherapeutischen Begleitung in diesen entscheidenden Details von Moment zu Moment der psychischen Prozesse essenziell. Hier ist gefragt, mit präzisem Einfühlungsvermögen zu erkennen, wie viel therapeutische Unterstützung in welchem Augenblick hilfreich angenommen werden kann und wo es noch an prinzipieller Bereitschaft mangelt, sich für neue Erfahrungen zu öffnen. Viel Geduld und wohlwollende Anerkennung der bestehenden Schwierigkeiten, ja auch Achtsamkeit und Akzeptanz seitens der professionellen Helfer*innen sind gefordert.

Im Leben wie auch in Therapien wird es aber immer ein Auseinanderklaffen von idealtypischen Vorstellungen und realen Ereignissen geben – diese nur allzu menschliche Unvollkommenheit des Daseins mitzutragen, ja das wie auch immer geartete Leben dennoch von ganzem Herzen gutheißen zu können, schadet dem therapeutischen Projekt keineswegs. Eine Grundhaltung, die in jedem Moment dazu bereit ist, einer Zukunft, die genauso gut auch anders verlaufen kann, eine Chance einräumen zu können, charakteisiert die Verhaltentherapie seit jeher.

4 Die Orientierung an der Lebensperspektive

Sich auf Veränderung einzulassen bedeutet auch, sich auf noch unbestimmtes Terrain zu begeben. Wenn sich die verhärteten Positionen im Leben durch Variation der bisherigen Verhaltensweisen beginnen aufzuweichen und neue Erfahrungen entstehen können, dann ist es manchmal so, als würden wir zwischen zwei Stühlen sitzen.

Im Übergang von alten, scheinbar nun nicht mehr gültigen Gewissheiten zu neuen, noch unbekannten Möglichkeiten sind die Dimensionen des Lebens oft nur vage umrissen. Die bisherige Erstarrung hat neben der bedrückenden Beengtheit auch einen Halt gegeben, der jetzt nicht mehr in gleicher Weise greifbar ist. In einer deutlich freieren Gangart muss erst ein Schwebegleichgewicht gefunden werden, dass angesichts der Offenheit für all das, was da noch kommen mag, tastende Erkundungen erlaubt, ohne gleich ins Straucheln zu geraten.

Die persönlichen „Geschichten", die sogenannten „Narrative", welche als tradierte Erzählungen über die eigene Kindheit oder über die eigenen Charaktermerkmale bisher festgeschrieben haben, wie wir uns selbst verstehen sollten, verlieren nun an bindender Plausibilität. So, wie wir ursprünglich gedacht hatten, in unserem Wesen durch die einstigen Umstände geprägt zu sein, sind wir es vielleicht gar nicht. So, wie wir glaubten, von den bisher ausgeführten Rollen im Leben auch für die Zukunft bestimmt zu werden, so werden wir es vielleicht gar nicht. Die alten Konzepte zur eigenen Person überzeugen immer weniger, scheinen immer weniger zuzutreffen (Hayes, Strohsal & Wilson, 1999).

Dass das „Ich" oder „Selbst" als eine gegebene fixe Größe innerhalb von klar zu vermessenden Konturen überhaupt existiert, wird zweifelhaft. Im Erleben der eigenen Bewusstseinszustände als stets im Wandel begriffenen Fluss kann erahnt werden, dass die permanente Veränderlichkeit aller Dinge die eigentliche Basis unseres Seins darstellt. Eine Sichtweise, welche – ohne auf weitere Voraussetzungen zurückgreifen zu müssen – das Wesensmerkmal des Lebens in seiner prozesshaften Transformation verortet. So, wie wir uns hier und heute erleben, darüber hinausgehend mag also wohl noch vieles möglich sein, vielleicht viel mehr als jemals erhofft.

Verhaltenstherapeutische Traditionen hatten immer schon ein besonderes Fingerspitzengefühl für diese Potenzialität, die sich vom Heute ins Morgen entfalten kann. Bereit zu sein, sich selbst immer wieder neu zu (er-)finden, mutig zu sein, eine Zukunftsperspektive nicht nur anzudenken, sondern auch zu beschreiten, wurde als Haltung gerne heraufbeschworen. Die „persönliche (R)evolution" hat als verlockender Gegenentwurf zu Resignation, Erstarrung und Selbstaufgabe das Motto vorgegeben, unter dem verhaltenstherapeutisch gearbeitet wurde (Guidano, 1991; Mahoney, 1991).

Bis heute sind Fragen, welche die vorhandenen Neigungen und Werte, die eventuell anzustrebenden Ziele und die dabei schon vorhandenen Ressourcen mehr oder weniger systematisch umkreisen, von zentraler Bedeutung in verhaltenstherapeutischen Veränderungsprozessen. Sich selbst im Wandel und Werden erleben zu können – diesem Unterfangen soll Raum gegeben und kundige Anleitung zur Seite gestellt werden. Eine Hilfestellung, die darauf abzielt, dass die prinzipielle Selbstverantwortung für die Lenkung des eigenen Lebens besser wahrgenommen werden kann, also letztlich als „Hilfe zur Selbsthilfe" gedacht ist.

4.1 Vom Selbstmanagement zur Selbsteffizienzerfahrung

Die uralte Idee, dass ich „meines eigenen Glückes Schmied" bin – inklusive der Vorstellung, dass „das Eisen am besten zu schmieden ist, wenn es heiß ist" –, steckt im Grundgedanken der „Selbstmanagement-Therapie", welche als ein weiteres Kind des verhaltenstherapeutischen Ansatzes bis heute für aufmunternde Frische in den Therapien sorgt (Kanfer, Reinecker & Schmelzer, 2012).

Die offene Frage schon zu Therapiebeginn, was die Hilfesuchenden an persönlichen Zielen zu erreichen hoffen, ist bereits eine ziemlich herausfordernde Vorgabe in Richtung Zukunftsperspektive. Freilich wird diese direkte Frage nicht immer angebracht sein, kann sie doch in voller Tragweite auch überfordern und somit Insuffizienzerlebnisse bescheren. Zu Recht könnte geantwortet werden, dass ich ja in Therapie gekommen bin, um mit mir selbst mehr ins Klare darüber zu kommen, wohin „die Reise eigentlich gehen soll". Doch auch das ist ja schon ein (Zwischen-)Ziel in einer Reihe noch möglicher Etappen auf dem Weg der eigenen Entwicklung.

Die gedankliche Auseinandersetzung mit der persönlichen Zukunft ist jedenfalls alles andere als eine bloß theoretische Trockenübung. Nach den eigenen Bedürfnissen und Sehnsüchten gefragt zu werden, kann zweifelsohne viele Emotionen wecken, und im Spiel mit konkreten Vorstellungen, wo ich mich in einigen Jahren sehe und was ich dabei genau erleben möchte, werden tiefsitzende Persönlichkeitsdimensionen berührt. Die häufig von starken Affekten begleiteten Präferenzen und Aversionen im therapeutischen Gespräch auf deren verschiedene Gewichtungen, ja auch auf allfällige Unvereinbarkeiten hin abzuklopfen, ist ein wichtiger Teil im gemeinsamen Ausloten der therapeutischen Perspektive.

Es bleibt weiter verhandelbar, was denn nun wirklich für die eigene Zukunft von Bedeutung sein könnte und was nicht gar so sehr. Dennoch wird über kurz oder lang das Wagnis angesteuert, sich eventuell auf bestimmte Fixpunkte einzulassen, welche dann in ganz konkret zu machende Zielsetzungen überführt werden könnten. Einen „Versuchsballon" steigen zu lassen, um einmal zu sehen, was passiert, wird als durchaus zumutbare Erfahrung angesehen. Das Prinzip der Annäherung über „trial and error", also über Versuch und Irrtum, steht der verhaltenstherapeutischen Auffassung vom Leben sehr nahe.

Oft müssen wir „ins Wasser steigen, um Schwimmen zu lernen" – dass das „Nass-Werden" dabei nicht zu vermeiden ist, erklärt sich von selbst. Im Trockenen verbleibend werden wir jedenfalls nie erfahren, was gewesen wäre, wenn wir nur ...

Solcherart in Berührung zu kommen mit den tatsächlichen Umständen auf dem Weg zur Zielerreichung kann für uns zu einem heilsamen Korrektiv werden.

> *Vielleicht haben wir uns die sehnsuchtsvoll erhofften Effekte allzu rosig ausgemalt und sind ernüchtert, dass sich die Dinge real ganz anders anfühlen, sobald wir sie erst einmal erreicht haben. Im schlimmsten Fall haben wir uns ziemlich getäuscht in der Bedeutung des gewählten Zieles, haben bloß „Bilder im Kopf" idealisiert und uns in eine manisch anmutende Aktivierung hineingesteigert, die wenig langen Atem besitzt. Umso größer ist danach der Absturz, wenn sich das Ziel zu relativieren beginnt, und die Ernüchterung kann dabei mitunter ziemlich depressive Züge annehmen.*
>
> *Andererseits könnten wir aber auch erstaunt sein, dass die befürchteten Schwierigkeiten gänzlich ausgeblieben sind, ja dass uns die Umstände sogar unerwarteterweise voll und ganz begünstigend entgegenkamen. Und dass die anfangs noch recht unscharf sich abzeichnenden Qualitäten, erst einmal am Ziel unserer Sehnsucht angelangt, in der Wirklichkeit ihrer Erfahrung dann unsere kühnsten Hoffnungen bei Weitem übertreffen können, hurra, welch ein Glück! Vielleicht geraten wir in Erlebnisse, die uns vorher gänzlich unbekannt waren und uns daher völlig überraschen, ja sogar geradezu überwältigen.*

In jedem Fall ist die verhaltenstherapeutische Begleitung bei den emotionalen Wechselbädern im Zuge von konkret angesteuerten Zielen hilfreich. Überhöhte Erwartungen können schon vorab im gemeinsamen Reflektieren gemäßigt, Befürchtungen entkräftet und Hemmungen überwunden werden. Von Stunde zu Stunde werden die zwischenzeitlich real gemachten Erfahrungen betrachtet und in Hinblick auf das weitere Vorgehen abgewogen.

Müssen die nächsten Teilziele neu definiert werden oder bedarf es nur noch einiger weiterer Zwischenschritte, um die ursprünglichen Vorhaben einlösen zu können? Welche Ziele gilt es darüber hinaus noch im Auge zu behalten? Solche im Dialog sich entfaltenden Überlegungen schulen grundsätzlich den Blick auf all die detaillierten Erfordernisse, um Wünsche und Vorstellungen in die Tat umsetzen zu können. Sich dabei als wirksam und letztlich auch erfolgreich erleben zu können, zählt wohl zu den nachhaltigsten positiven Erfahrungen im Rahmen einer Verhaltenstherapie (Flammer, 1990).

Die sogenannte „Selbsteffizienz“, also Selbstwirksamkeit, ist wieder so ein interessanter rückbezüglicher Begriff, der eigentlich einen hochkomplexen Prozess beschreibt: Wenn wir in Übereinstimmung mit vorab definierten Zielen handeln und das erreichen, was wir uns vorgenommen haben, wird ein emotionaler Spannungsbogen zu einem positiven Abschluss gebracht. Erst hoffen und bangen wir, mobilisieren Kräfte und strengen uns an. Wir wollen uns in Bezug zur Welt in eine andere Lage bringen, welche wir als vorteilhaft erachten. Und so verändern wir auch einen Aspekt der uns umgebenden Welt derart, dass uns die Erfüllung unserer Sehnsüchte durch die eintretende Veränderung zurückgespiegelt wird.

Damit sind nicht nur die dahinterstehenden emotionalen Bedürfnisse befriedigt, sondern es wird auch eine interaktive Erfahrung gemacht, die an jene erinnert, welche schon als Kind im familiären Rahmen oft gemeinsam mit den frühen Bindungspersonen durchlebt wurde. Schon Säuglinge wollen ihre Umwelt durch erkundendes Handeln beeinflussen, und sie orientieren sich dabei an den anwesenden Bezugspersonen. Sehen sie im Blickkontakt deren wohlwollende Anteilnahme, dann geht mit der eigentlichen Handlungserfahrung auch die Einschätzung der eigenen Person einher, in den Augen der anderen als tüchtig und wirkmächtig erkannt zu werden (Stern, 1998; Grossmann & Grossmann, 2004).

Schüttelt das Kind die Rassel und wenden sich die Köpfe der anderen im Raum der Geräuschquelle zu, so entsteht so etwas wie Stolz darauf, was mit der eigenen Handbewegung alles bewirkt werden kann. Dieses „Feedback“ als Erfahrung einer positiven sozialen Rückkoppelung im Zuge der Zielerreichung prägt sich tief ein und beeinflusst auch die künftige Einschätzung von Chancen und Risiken des eigenen Handelns, eben jene „Selbsteffizienz-“ oder auch „Selbstwirksamkeitserwartung“.

Mit zunehmendem Heranwachsen werden die Kinder und Jugendlichen dann immer unabhängiger von den Bezugspersonen und lernen, sich aufgrund eigener Urteile in der Welt zu bewegen. Wenn aufgrund der frühen Erfahrungen ein sowohl optimistischerer als auch realistischerer Zugang zum eigenen Handeln gefunden werden konnte, wird das heutige Tun vielleicht auch eher tatkräftiger ausfallen. Wurden hingegen eher entmutigende Erfahrungen gemacht, ist der Zugang zum Handeln wahrscheinlich auch heute ein eher zögerlicher.

Im psychotherapeutischen Prozess werden nun die Therapeut*innen zu anteilnehmenden Zeug*innen der Taten ihrer „Schützlinge". Indem ausgehend von den ersten noch sehr vagen Zielvorstellungen bis hin zu ganz konkreten Erfolgserfahrungen hilfreicher und sachkundiger Beistand geleistet wird, kann Selbstwirksamkeit erneut in sozial-interaktiver Einbettung erlebt werden. Das erreichen zu können, was sich jemand ursprünglich vorgenommen hatte, und dann die Freude darüber in der Therapie teilen zu können, ist ein schönes und wichtiges Erlebnis.

Somit geht es im zielorientierten Arbeiten nicht nur darum, eine Kompetenz aufzubauen, um die eigenen Bedürfnisse besser erkennen und konkrete Ziele zu ihrer schrittweisen Erfüllung ausformulieren zu können. Vielmehr geht es auch um eine nicht zu unterschätzende Beziehungserfahrung, die eine ehrliche emotionale Resonanz zur Verfügung stellt und gemeinsam feiern lässt, wenn etwas tatsächlich gelungen ist.

4.2 Zu den Werten hinter den Zielen

Unsere Handlungen werden freilich nicht nur vom Wunsch bestimmt, an ein konkret definiertes Ziel zu gelangen, sondern es schwingt auch eine wesentlich abstraktere und schwerer zu erfassende Dimension mit, die von unseren impliziten Werten getragen wird (Hayes, Strohsal & Wilson, 1999). Schließlich besteht das Leben nicht nur aus einem pragmatischen Aktionismus, der uns von Ziel zu Ziel jagen lässt und unser persönliches Glück vom sich darin einlösenden Erfolg abhängig macht.

Vieles, was wir als mögliche Qualität im Leben wahrnehmen können, wird sich immer nur näherungsweise in unseren Tätigkeiten erreichen lassen: Schönheit, Harmonie, Frieden, Verbundenheit, Treue, Ehrlichkeit, Gerechtigkeit – eine beliebig fortsetzbare Liste von Themen, die in unseren Sehnsüchten zwar unauflöslich eingewoben sein können, aber niemals ein für alle Mal mit einer Tat zu befriedigen sind. Unabhängig vom Einzelergebnis unseres Tuns werden wir uns wohl weiterhin in Richtung dieser uns am Herzen liegenden Werte engagieren und werden sicher noch zahllose andere, ähnlich zu charakterisierende Handlungen hervorbringen, ohne dass sich das, was uns wertvoll erscheint, darin zu erschöpfen beginnt.

Beispielsweise kann ich stark berührt werden von der Kraft des Frühlings, die sich in der herandrängenden Blüte, im leuchtenden Grün von Wäldern und Wiesen manifestiert. Um daran teilhaben zu können, werde ich vermehrt Spaziergänge unternehmen, ja auch Ausflüge in die Umgebung planen. Bin ich dann am Ausflugs-„Ziel" (!) angelangt, geht es erst richtig los. Der Duft, die Farben, das reiche Formenspiel der vielfältigen Pflanzenwelt erfassen mich durch und durch, während ich dahinschreite. Ja, mehr im Einklang mit der Natur zu leben, das wäre schon eine tief verspürte Sehnsucht.

Als Stadtbewohner drängen sich mir da rasch viele Bilder von möglichen Handlungen auf: Nicht nur öfters in diese herrliche Gegend fahren, sondern vielleicht auch wiederkommen, wenn das Obst auf den Bäumen gereift ist. Mit eigenen Händen die Früchte ernten, dann Marmelade für den Winter einkochen, um sich auch in der kalten und finsteren Jahreszeit die sonnengereifte Natur einverleiben zu können, was für ein lohnendes Ziel! Aber warum nicht gleich hinausziehen aufs Land, sich einen eigenen Garten wünschen? Die eigenen Gemüsebeete bestellen, sicher auch ein Rosenbäumchen pflanzen, tja, das sind Träume, die vielleicht gar nicht so unrealistisch sind.

Doch wäre jemals die Sehnsucht nach „mehr Verbundenheit mit der Natur" ein für alle Mal befriedigt? Nein, natürlich nicht. Selbst wenn ich schon im eigenen Garten stünde und ihn von Jahreszeit zu Jahreszeit pflegen und gestalten könnte, so würden zwar sicherlich zahllose Handlungen umgesetzt und die damit angestrebten Ziele erreicht werden, aber der dahinterstehende Grundwert würde mein gärtnerisches Engagement über jede einzelne Tat hinaus weitertragen.

> *Jahr für Jahr würde ich in dieser Verbundenheit mit der Natur viele Projekte im Garten umsetzen, und unabhängig vom Erfolg eines einzelnen Vorhabens wird es mir bedeutsam sein, am Werden und Vergehen meiner Pflanzen teilhaben zu können. Denn sicherlich werden hoffnungsvoll gesetzte Bäume das Klima nicht vertragen und absterben, und höchstwahrscheinlich werde ich mit Schädlingsplagen zu kämpfen haben, die mir dann auch noch die Ernte vernichten. Aber all das ändert nichts daran, dass mich die Kraft des Frühlings stets aufs Neue zutiefst berührt und ich froh bin, im Einklang mit der Natur leben zu können.*

Unsere Werthaltungen durchdringen sämtliche Lebensbereiche, und um sie bewusster ins Auge fassen zu können, hilft es, jeden Bereich gesondert zu betrachten. Folgende Fragen könnten dabei hilfreich sein:

> *Was ist mir in meiner Familie, was in einer Partnerschaft und in Bezug auf die (vielleicht vorhandenen) Kinder wichtig? Welche Qualitäten könnte ich in diesen Beziehungen wertschätzen und bei welchen konkreten Begebenheiten würde sich dann was genau ereignen, das ich aus vollem Herzen bejahen kann? Und wie ist das in Bezug auf meinen weiteren Verwandtenkreis und in meinen Freundschaften, vielleicht auch bei den nachbarschaftlichen Bekannten, denen ich täglich in meiner Wohnumgebung begegne? Was erscheint mir an meiner beruflichen Tätigkeit wertvoll, also wofür engagiere ich mich da eigentlich genau? Welche Momente in meiner Arbeit erfüllen mich mit dem befriedigenden Gefühl, dass ich hier zur richtigen Zeit am richtigen Ort etwas absolut Sinnvolles tue? Und auch in der Freizeit gibt es sicher vieles, was ich gerne und regelmäßig mache – was sind dort die Qualitäten, die mich anhaltend faszinieren, mich stets aufs Neue begeistern und befriedigen?*

An dieser Stelle wird auch oft nach dem „spirituellen" Bereich des eigenen Lebens gefragt, was in einer Definition der Psychologie vielleicht folgendermaßen verstanden werden könnte (Bucher, 2007): Der Begriff der Spiritualität bezeichnet die Haltung des*der Einzelnen in seiner*ihrer Verbundenheit mit dem Gesamten. Diese knappe Definition ist offen für viele Deutungen, sei es klassisch philosophischer oder tradiert religiöser Art, und ist freilich auch für eine naturwissenschaftliche Weltanschauung zugänglich.

Indem ich mich als lebendigen Teil des Universums begreife und mir die Frage stellen kann, wie ich mich persönlich in der Komplexität aller im Universum stattfindenden Phänomene positionieren möchte, werden postwendend viele weitere Fragen aufgeworfen: Wo bin ich hier in Raum und Zeit? Was bedeutet mir der Planet Erde in diesem Sonnensystem der Milchstraße? Wie empfinde ich bezüglich meiner ferneren und meiner näheren Umgebung? Was hat sich hier vor meiner Existenz schon alles abgespielt, und wie möchte ich, dass es weitergeht? Welche Rolle spielen da meine täglichen Handlungen in Bezug auf die materiellen Voraussetzungen meiner Existenz und auf die mich umgebenden Menschen?

Spätestens hier wird eine ethische Dimension der persönlichen Werte anklingen, wo die eigene Sicht auf das, was im Umgang der Menschen miteinander und mit ihrer materiellen Umwelt wünschenswert wäre, maßgeblich hereinspielt. Und es wird noch einmal mit aller Deutlichkeit klar, dass sich ethische Werte zwar in einzelnen Handlungen ausdrücken können, doch auch unabhängig vom Erfolg weiter bestehen werden.

Gebe ich bei der Wahl der Regierungspartei wohlüberlegt meine Stimme ab, so ist bei einem Wahlausgang, bei dem mein Favorit demokratisch überstimmt und so meine Hoffnung enttäuscht wird, nichts an meiner Werthaltung verändert worden. Ganz im Gegenteil könnte ich mich nun noch mehr für die mir wichtige politische Ausrichtung engagieren, mich in alltäglichen Situationen klarer als bisher zu meinen Werten bekennen, also mehr „Commitment" für diese Werte in meinem Handeln aufbringen.

4.3 Aufbau von hilfreichen Fertigkeiten

Wenn uns unsere Werte bewusster geworden sind und wir daher Ziele im Leben ansteuern, die mehr als bisher mit diesen Werten übereinstimmen, dann sind die Taten in Richtung dieser Ziele dennoch stark von unseren diesbezüglichen Fähigkeiten und Fertigkeiten begrenzt. Ein alter Satz lautet: „Die Kette ist so stark wie ihr schwächstes Glied." Es sollte also nicht an mangelnden Fertigkeiten scheitern, dass wir zu einer erfüllteren Lebensweise kommen können. Die Verhaltenstherapie war schon von Anfang bestrebt, hier sehr konkrete und alltagspraktische Hilfen zur Verfügung zu stellen, damit die Einübung von verschiedensten Fertigkeiten leichter gelingen kann.

Nach dem Zweiten Weltkrieg muss wohl in allen Ländern eine so geschäftige Stimmung des Wiederaufbaus und des wirtschaftlichen Aufschwunges vorgeherrscht haben, dass dies sogar am Sprachgebrauch innerhalb der Verhaltenstherapie abzulesen ist (Schorr, 1984). Ab den 60er-Jahren entstanden Ansätze namens „Problemlösetraining", „Selbstsicherheitstraining", „Soziales Kompetenztraining", ja sogar „Entspannungstraining" und „Genusstraining", was von der Wortwahl aus heutigem Blickwinkel beinahe schon paradox klingen mag. Zumindest für mich ist das Wort „Training" mit einer harten Anstrengung, einem systematischen und mitunter schweißtreibenden Kräfteeinsatz aufgeladen, der vordergründig so gar nicht zum Entspannen und Genießen zu passen scheint.

Mit den jüngeren, achtsamkeitsbasierten Ansätzen der Verhaltenstherapie haben wir viele neue Sichtweisen und Begriffe bekommen, die auch erlauben, die Kerngedanken hinter den Trainingskonzepten etwas anders auszuformulieren. Im heutigen Verständnis erscheint es vielleicht adäquater, von einem „Sich-Öffnen für" oder „Sich-Einlassen auf" Erfahrungen von Entspannung oder Genuss zu sprechen, einhergehend mit einem achtsameren Zugang zum eigenen Körper und zu den Sinneswahrnehmungen (Williams, Teasdale, Segal & Kabat-Zinn, 2007).

Inhaltlich ändert sich am wesentlichen Prinzip jedoch wenig: Nur durch häufige Auseinandersetzung mit jenen Bereichen, in denen wir wünschen, etwas besser hinzubekommen, werden wir zu Veränderung und Zuwachs an persönlichen Möglichkeiten gelangen.

Je mehr wir uns mit den jeweiligen Anforderungen vertraut machen, und zwar zu unterschiedlichsten Zeiten, in verschiedensten Stimmungen und an wechselnden Orten, desto mehr Routine wird entstehen. Wir gelangen zweifelsfrei leichter in einen befriedigenderen Umgang mit Situationen, die uns früher einmal schwergefallen sind, wenn wir wieder und wieder in die dortige Atmosphäre eintauchen und das tun, was uns gerade möglich ist, so gut wie es uns eben möglich ist. „Übung macht den Meister", auch wenn wir uns am Weg in diese Richtung oft schmerzlich als unvollkommen erleben müssen.

Die verhaltenstherapeutische Unterstützung kann auf diesem Weg sehr konkrete Formen annehmen. Soll etwa soziale Kompetenz im Umgang mit Situationen aufgebaut werden, in denen es gilt, eigene Rechte durchzusetzen, dann hilft eine erste Einschätzung der bestehenden Schwierigkeiten. Überblicken wir nun jene typischen Alltagsszenen, die Probleme bereiten, werden wir eine Hierarchie mit zunehmendem Schwierigkeitsgrad bilden (Hinsch & Pfingsten, 2002).

Schritt für Schritt können erst in Rollenspielen innerhalb der Therapie, später auch im Alltagsleben immer herausforderndere Situationen aufgesucht werden. Detaillierte Vor- und Nachbesprechungen thematisieren die persönlichen Befürchtungen und überzogenen Erwartungen und vergleichen sie mit den real gemachten Erfahrungen. Durch gemeinsame Analyse des Ablaufes von Rollenspielen innerhalb des Praxisraumes, eventuell sogar anhand von Videoaufzeichnungen, können im geschützten Rahmen Vorschläge gemacht werden, was beim Wiederholen der Übung zu verbessern wäre.

*Besteht die Aufgabe beispielsweise darin, in einem Restaurant den*die Kellner*in zu rufen, weil die Suppe fast kalt serviert wurde, dann fällt es vielleicht schwer, die Forderung nach einem nochmaligen Aufwärmen* *derselben zu stellen. Durchaus wäre der Gast dazu berechtigt, aber oft besteht Angst, hier unzumutbar viel Aufwand zu verursachen. In einer freundlichen und bestimmten Weise seine Bitte vorbringen zu können wäre aber als ein therapeutisch angestrebtes, letztlich sozial kompetentes Auftreten anzusehen. Dazu könnten ein entschlossenerer Ruf nach dem*der Kellner*in mit deutlich wahrnehmbarer Stimme, der direkte Blickkontakt und die Formulierung der freundlich, aber bestimmt vorgetragenen Forderung ohne ausweichendes Zögern gehören.*

In wiederholten Durchläufen des Rollenspieles wird gemeinsam an diesen Details „gefeilt", sogar durch wechselnde Rollenübernahme ausgelotet, wie sich das Geschehen aus unterschiedlichen Perspektiven wahrnehmen lässt. Schritt für Schritt lassen sich so adäquate Verhaltensweisen ausformen, die in ihrem Transfer auf ähnliche Herausforderungen im Lebensalltag dann als neu hinzugekommene Kompetenzen beim Erreichen persönlicher Ziele behilflich sind.

In vergleichbarer Weise können in gemeinsamer verhaltenstherapeutischer Arbeit die unterschiedlichsten Fertigkeiten verfeinert werden. Der Umgang mit eigenen Gefühlen in Phasen von höchstem Stress, die Abmilderung des eigenen radikalen Denkens, falls es zu drastischen Schwarz-Weiß-Polarisierungen neigen sollte, und auch die achtsame Grundhaltung wird im Therapieraum mit entsprechender Unterstützung initial erfahrbar (Linehan, 1993, 1996). Dies gipfelt in der gezielten Förderung eines Umganges mit den Lebensanforderungen, der „weise" zwischen emotionalem Erleben und vernunftgeleiteten Überlegungen in intuitiver Weise zu vermitteln vermag („wise mind").

Über solche Weisheit zu verfügen ist wohl ein hohes Ziel, dem sich anzunähern traditionell meist erst mit fortgeschrittenem Alter und viel Lebenserfahrung möglich wird. Doch durch eine genau umschriebene Definition von Weisheitskompetenzen hilft in der Verhaltenstherapie hierbei sogar der entsprechende Entwurf einer Weisheitstherapie, um die diesbezüglichen eigenen Fertigkeiten rascher mit den Anforderungen des Lebens gleichziehen lassen zu können (Baumann & Linden, 2008).

Deutlich niederschwelliger nehmen sich dagegen die Möglichkeiten aus, sich körperlich zu entspannen, sich den angenehmen und sinnlich wohltuenden Aspekten der Umwelt anzunähern und sich dabei einer flexibleren Aufmerksamkeitslenkung zu bedienen. All das und noch viel mehr kann im gemeinsamen, therapeutisch geleiteten Erleben gefahrlos, ja sogar spielerisch erprobt werden. Genaue Anleitungen für das konkrete Tun, detaillierte Rückmeldungen und die Nachbesprechung der persönlichen Erfahrung machen den in solchen Momenten vordergründig übenden Charakter der Verhaltenstherapie aus.

4.4 Gratwanderung zwischen Selbstoptimierung und Selbstbefreiung

Der Blick in die Zukunft, die erahnten eigenen Entfaltungsmöglichkeiten und der sich abzeichnende Weg, den es zu beschreiten gilt, können dazu verführen, in einer ziemlich verbissenen Haltung im Leben vorankommen zu wollen. In naiver Annahme, dass jedes Ziel erreichbar sein müsste, scheint es dann nur am mangelnden Kraftaufwand oder an der fehlenden „Willensanstrengung" zu liegen, dort noch nicht längst angelangt zu sein. In einer Welt der technischen Machbarkeit, der zunehmenden Umsetzungsgeschwindigkeit und der sich lawinenartig auftuenden Zugriffsmöglichkeiten geraten wir oft in einen wahren Taumel optimierender Bestrebungen.

Wenn dann sogar eine Psychotherapie begonnen wird in einer Geisteshaltung, die darin nur ein Werkzeug zur Selbstoptimierung sucht, schweben wir in Gefahr, in eine Falle zu tappen. Die in der Regel sehr klar ausformulierten verhaltenstherapeutischen Konzepte legen leider viele trügerische Köder in dieser Richtung aus. Hilfesuchende greifen gerne nach scheinbar einfachen Rezepten, halten sich an einzelnen Begriffen oder Techniken fest und beharren darauf, die vermeintlich verheißenen Effekte genau damit möglichst rasch erreichen zu wollen. Doch je ver-

krampfter ich etwas mit darauf stark eingeengtem Blick herstellen will, desto weniger werde ich es erhalten.

Innerlich zurücktreten zu können, die Umstände einmal auf sich wirken zu lassen, ohne gleich eingreifen zu wollen, kann einen wesentlichen Unterschied in der Herangehensweise an ein und dasselbe Thema machen. Hier sich Zeit für eine differenziertere Betrachtung zu nehmen und Geduld mit sich selbst und der eigenen drängenden Unausgeglichenheit zu haben, wird zum Schlüssel für letztlich gelingende Veränderung.

Eine zentrale Kränkung des nach Selbstoptimierung strebenden Menschen ist auch darin zu sehen, dass er leider nicht gleichzeitig an zwei Orten sein kann und somit prinzipiellen Verzicht auf all jene Dinge leisten muss, die theoretisch ebenso möglich wären. Wir können uns tatsächlich viele weitere Varianten unseres Lebens ausdenken, doch werden wir nur selten in der Lage sein, diese gleichzeitig zu realisieren.

Indem das Leben mit mehr oder weniger zufälligen Weichenstellungen dafür gesorgt hat, dass wir uns in einem bestimmten Land, einem bestimmten Beruf und vielleicht einer bestimmten Partnerschaft befinden, wird gewissermaßen auch festgelegt, dass wir nicht gleichzeitig woanders einer anderen Tätigkeit nachgehen und vielleicht andere emotionale Verbindungen geknüpft haben. Freilich können wir durch neue Entscheidungen neue Ziele definieren und an neue Orte und Tätigkeiten gelangen, aber auch da ist es die Einzigartigkeit des dann faktisch Eintretenden, die den Verlust der unübersehbar vielen anderen Möglichkeiten bedingt.

Eine mitunter schmerzliche Bewusstwerdung der prinzipiellen Begrenztheit des eigenen Lebens ist da unvermeidlich. Nicht zuletzt stoßen wir hier auch auf zeitliche Grenzen: Wir sind sterblich, haben also nur endliche Möglichkeiten, durch neue Entscheidungen unsere Lage im Leben zu verändern. Es wäre also klüger, sich immer wieder einmal zu fragen, ob die Gegebenheiten nicht bereits hinreichend akzeptabel sein könnten und das Streben nach immer neuen Zielen nicht eher einer Flucht nach vorne gleicht, die der Begrenztheit des Lebens trotzen möchte.

Diese Haltung der Akzeptanz zu riskieren kann mitunter zu einem Wendepunkt in verhaltenstherapeutischen Prozessen führen (Hayes, Strohsal & Wilson, 1999). Befreit von blindem Streben verschieben sich nicht selten die Prioritäten. Verbissene Kraftanstrengungen fallen ab und erleichtert kann entdeckt werden, dass das Leben auch so schon erstaunliche Qualitäten aufweist. „Weniger ist oft mehr." Persönliche Veränderung kann hier eine unerwartet heitere Note bekommen. Schmunzelnd stellen wir vielleicht fest, dass wir so manches einfach auch mal gut sein lassen könnten. Und trotzdem oder gerade deshalb spüren wir plötzlich intuitive Lust, uns für Neues zu öffnen.

Wie von selbst ergeben sich erste Schritte, ungeplant und frei von Not und Mühe. Ganz selbstverständlich erscheint jetzt all jenes zu sein, was sich dem Erleben anbietet. Spaß kann es machen, bloß zu beobachten, was nun traumwandlerisch möglich wird. Nie hätten wir gedacht, dass es in diese Richtung geht, aber ja, wenn es sich so leichtfüßig und gleichermaßen kraftspendend anfühlt, warum denn nicht. Die „Befreiung zum Selbst" oder besser sogar „Befreiung vom Selbst", wie immer wir den selbstbefreienden Akt nun genau verstehen wollen, kann das Lachen ganz unmittelbar ins Leben zurückbringen, oft auch merkbar in der therapeutischen Begegnung, wo dann ein fröhlicher Zauber um sich greift.

Im sonst eher rational gut nachzuvollziehenden verhaltenstherapeutischen Diskurs brechen in solchen Momenten erfrischende Quellen von Irrationalität auf. In beinahe poetischer Gestalt drängen sich mir da Formulierungen auf wie: „Unvermittelt ereignet sich Lebendigkeit. Die Fesseln des Kalküls werden abgestreift und Spontanität gibt nun vor, was wahr wird. Die Horizonte des Möglichen haben sich erweitert und wirkliche Veränderung tritt ein."

> *Sich die Freiheit zu neuen Verhaltensweisen zu nehmen ist tatsächlich oft weniger Resultat einer rein rationalen Berechnung als eher die Folge einer intuitiven Bereitschaft, das nunmehr Richtige zu tun.*

Ein wesentlicher Akt der Befreiung wird schließlich auch zur Beendigung der Therapie führen. Beständig arbeitet das verhaltenstherapeutische Angebot ja daran, sich schließlich selbst wegzurationalisieren. Irgendwann ist die „Hilfe zur Selbsthilfe" einfach nicht mehr nötig und mit neu gewonnener Autonomie werden die einstig Hilfesuchenden nun wacker mehr und mehr – und schließlich auch voll und ganz – die Risiken des eigenen Lebens auf sich nehmen können.

Vielleicht wird immer wieder der Impuls verspürt, sich doch noch einmal an den vertrauten Ort zu begeben, um sich der Unterstützung zu versichern, einen Rat einzuholen, oder schlicht von den eigenen Errungenschaften zu berichten. Das Leben schreitet aber weiter und meist trennen sich die Wege dann auch wieder. Schön ist, wenn dies im klaren Einvernehmen als Zeichen einer erfolgreichen Therapie geschehen kann (Parfy, Schuch & Lenz, 2016)

5 Was das verhaltenstherapeutische Beziehungsangebot zur Verfügung stellt

Von Beginn an wird den Hilfesuchenden hier eine konzentrierte Aufmerksamkeit – wir könnten auch sagen: eine achtsame Präsenz – entgegengebracht. Eine geschulte, nicht wertende Wahrnehmung registriert zunächst den sprachlichen und gestischen Ausdruck von meist emotional stark unterlegten Themen. Das Beziehungsangebot eröffnet einen geschützten Rahmen, in dem sich jemand mit all seinen Eigenheiten einbringen kann.

Der individuellen Notlage wird hier jener Raum gegeben, der nötig ist, um sich deutlicher artikulieren und somit verständlich machen zu können. Durch aktives Nachfragen und differenzierendes Erkunden entsteht so ein miteinander abgestimmtes Sprechen über die augenblicklichen Schwierigkeiten und die daraus erwachsenden Bedürfnisse. Zu jedem Zeitpunkt der Therapie soll sichergestellt werden, dass die Sicht auf die relevanten Lebensumstände und auch der „rote Faden“ der Therapie konsensfähig sind. Dieser immer wieder zu gewährleistende therapeutische Konsens erfordert eine hohe Transparenz in der Vorgehensweise (Kanfer, Reinecker & Schmelzer, 2012).

Verhaltenstherapeutische Prozesse erinnern da wohl oft an das „dialektische Prinzip“, wo Thesen und Gegenthesen so lange abwägend besprochen werden, bis eine tragfähige Synthese entsteht und sich dann aus der gemeinsam erarbeiteten Perspektive die nächsten Schritte wie von selbst ergeben (Linehan, 1993). Dazu bedarf es einer therapeutischen Haltung, die ehrlich und offen über persönliche Eindrücke und damit zusammenhängende Gefühle und Gedanken zu sprechen bereit ist, auch auf die Gefahr hin, dass es bezüglich der eingebrachten Hypothesen mitunter zu divergierenden Einschätzungen kommen mag.

Empathische Konfrontation, also eine grundsätzlich einfühlsame, aber mit empfundenen Unstimmigkeiten auch konfrontierende therapeutische Gesprächsführung kann dabei helfen, so manchen vordergründigen Dissens zu überwinden (Young, Klosko & Weishaar, 2003). Ein Wohlwollen den Hilfesuchenden gegenüber, ein großer Respekt für deren Selbstbestimmtheit und auch die Überzeugung, dass in jeder Lebenslage konstruktive Veränderungen möglich sind, werden da mitwirken.

Die grundsätzliche Bereitschaft, sich auf die subjektiven Empfindungen der Hilfesuchenden einzulassen, ja geradezu „einzuschwingen", kann darüber hinaus als eine wesentliche Komponente der verhaltenstherapeutischen Arbeit angesehen werden. Nicht nur der (auch diagnostisch wichtige) empathische Nachvollzug persönlichen Erlebens ist da von Bedeutung, sondern vielmehr das Zur-Verfügung-Stellen eines einfühlsamen Gegenübers, wie es qualitativ von frühen Bindungsbeziehungen zu erwarten wäre. Hier können wichtige und bisher noch unartikulierte Gefühle in Worte gefasst und verständnisvoll (an-)erkannt werden, was vielleicht im einen oder anderen Fall die frühen Bindungspersonen schmerzlich schuldig geblieben sind.

*Das verhaltenstherapeutische Beziehungsangebot ermöglicht in dieser Weise oft ein nachträgliches Befriedigen von immer noch offenen, ursprünglich kindlichen emotionalen Bedürfnissen. Diese Qualität stellt sich oft wie von selbst ein, wenn Therapeut*innen mit intuitiver Spontanität dazu bereit sind, Teile des eigenen Erlebens als emotionale Resonanz auf gerade Erzähltes beizusteuern. Dies erfolgt freilich streng selektiv in Bezug auf die zu erwartende Wirkung der selbstoffenbarenden Kommentare, welche nur dann zulässig sind, wenn sie vom Gegenüber auch als konstruktiv und hilfreich angenommen werden können.*

Die vielschichtigen Ereignisse im Zuge einer Therapie werden von den Therapeut*innen fortlaufend beobachtet und in das langsam mitwachsende Fallverständnis integriert. Nicht nur die unmittelbaren gemeinsamen Erfahrungen innerhalb der therapeutischen Beziehung, sondern auch die unterschiedlichen zeitlichen Ebenen von berichteten einstigen Lebensumständen, heutigen Schwierigkeiten und künftigen Entwicklungszielen bleiben im Hinterkopf der Therapeut*innen präsent und verdichten sich zu einem mehrdimensionalen Modell (Kanfer, Reinecker & Schmelzer, 2012).

Die Komplexität dieses Bedingungsgeflechtes stimuliert kreative Verknüpfungen mit vorhandenen verhaltenstherapeutischen Behandlungskonzepten, welche dazu einladen, spezifische Perspektiven gegenüber den bestehenden Problemen einzunehmen. Gemeinsam gilt es dann die Tauglichkeit dieser Sichtweisen kontinuierlich zu überprüfen. Eine diesbezügliche Expertise setzt einerseits die akribische Würdigung aller berichteten Details aus dem Leben der Hilfesuchenden voraus, und andererseits ist eine fundierte Kenntnis des breiten Spektrums verhaltenstherapeutischer Ansätze unabdingbar, um hier treffsichere Brückenschläge zwischen individuellen Anforderungen und den allgemeinen Wissensbeständen herstellen zu können (Parfy, Schuch & Lenz, 2016).

Eine wichtige Facette des verhaltenstherapeutischen Beziehungsangebotes besteht dabei in der prinzipiellen Bereitschaft, grundlegende fachliche Hinweise, weiterführende Informationen und auch praktische Arbeitsmaterialien zur Verfügung zu stellen.

Hier wird kein Geheimnis aus dem verhaltenstherapeutischen Wissen gemacht, sondern gerne werden die herangezogenen Behandlungskonzepte in geeigneten Worten erklärt. Ebenso wird erklärt, welche unmittelbaren Hilfestellungen dazu ersonnen oder welche vielleicht in diesem Fall zu empfehlenden Übungen bisher erprobt wurden. Diese tätig unterstützende und vermittelnde Haltung, als Dienstleistung der „Psychoedukation" verstanden, umfasst selbst Hinweise zu eventuell weiterführenden Romanen und Filmen, die verwandte Lebensthemen ansprechen und so die Auseinandersetzung mit Problemen stimulieren könnten. Wenn jemand allzu zweckrational an die Bewältigung der täglichen sozialen Wechselfälle herantritt, muss ich immer an das Buch „Homo Faber" von Max Frisch denken. Und bei Menschen, die etwa ganz verbissen versuchen, ihr Glück in Beziehungen herbeizuzwingen, fällt mir immer der Film „Und täglich grüßt das Murmeltier" als Empfehlung ein ...

All diese fachlich gut zu begründenden Anregungen fördern eine manchmal mit humorvollem Augenzwinkern begleitete Befassung mit den durchaus ernsten und in der Therapie freilich auch sehr ernst genommenen Schwierigkeiten, jedoch ohne gleich vehementen Druck in Richtung einer Veränderung aufzubauen. Die Bereitschaft, den Hürden des Lebens mit Humor zu begegnen, scheint mir persönlich eine wichtige Komponente des verhaltenstherapeutischen Beziehungsangebotes zu sein.

Kann gemeinsam über die für uns alle ausgelegten Fallstricke unserer Psyche gelacht werden, so hat dies einen unmittelbar befreienden, ja geradezu emanzipierenden Effekt. Wir fühlen sofort, dass wir den augenblicklichen Gegebenheiten offensichtlich weniger ausgeliefert sind, als wir es uns gerade noch gedacht hatten. Psychische Veränderung hat wohl immer mit der Entdeckung neuer Freiheiten zu tun, was unzweifelhaft auch eine heitere Note im therapeutischen Unterfangen anklingen lässt.

Die prinzipielle Wahrung von persönlicher Freiheit und Selbstbestimmtheit ist in verhaltenstherapeutischen Prozessen ohnedies ein hohes Gut. Atmosphärisch gilt es in der therapeutischen Gesprächsführung die glaubhafte Verbindlichkeit des Gesagten mit dem grundsätzlichen Respekt vor der Eigenverantwortlichkeit der Hilfesuchenden zu vereinen. Diese haben von Moment zu Moment immer wieder erneut die Wahl, die zur Verfügung gestellten Angebote anzunehmen oder aber auch kritisch zu hinterfragen, ja selbst klar abzulehnen. Das Für und Wider jeder therapeutischen Überlegung kann jederzeit gemeinsam diskutiert werden, und der Erfolg der Therapie wird sich letztlich an der ebenso gemeinsam erlebten Stimmigkeit der Gespräche und den daraus resultierenden tatsächlichen Veränderungen ablesen lassen.

6 Im Reigen der verhaltenstherapeutischen Ansätze

Ohne Zweifel haben sich in der Tradition des ursprünglich auf lerntheoretischen Überlegungen gründenden verhaltenstherapeutischen Ansatzes viele eigenständig sich positionierende Weiterentwicklungen herauskristallisiert. Alle bekennen sich zu ihren kognitiv-behavioralen Wurzeln und besitzen viele inhaltliche Überschneidungen, wiewohl sie sich in entscheidenden Punkten auch klar voneinander abgrenzen lassen.

Die aus zusätzlichen inhaltlichen Schwerpunktsetzungen resultierenden Perspektiven münden nicht selten in jeweils eigenen Begrifflichkeiten, welche in weiterer Folge voneinander relativ unabhängige Zugänge zu den menschlichen Problemstellungen hervorbringen können. Sowohl die konkreten Behandlungsprinzipien als auch die dabei eingenommene Haltung bei der Gesprächsführung lässt je nach Ansatz ziemlich unterschiedlich anmutende therapeutische Prozesse entstehen. Würden wir Videoaufzeichnungen vergleichen, kämen wir kaum auf die Idee, dass es sich hier immer um *die* Verhaltenstherapie handelt, die gestaltgebend im Hintergrund mitzudenken ist.

Wir könnten von einer großen Familie verhaltenstherapeutischer Ansätze sprechen, die über Generationen mit zahlreichen Nachkommen gesegnet ist, welche alle eine unverkennbare „Familienähnlichkeit" aufweisen. Aber in ihrem individuellen Auftreten zeigen sie dennoch markant eigene Züge, die kaum mehr an die Eltern oder gar Großeltern erinnern.

In diesem sich stets verjüngenden Kreis tritt uns ein frischer und reger Geist entgegen, der immer bereit zu sein scheint, mit vollem Einsatz zum Wohle der Menschen zu wirken – ein für mich sehr sympathischer Charakter dieser Familie, welche kraftvoll nach vorne blickt und eine konstruktive Lebensbejahung verkörpert.

*Hier wird recht unmittelbar auf Gefühle eingegangen, offen über Gedanken gesprochen, es werden konkrete Erfahrungen angesteuert und in pragmatischer Weise wird nach gangbaren Lösungen gesucht. Jede*r darf sich ihrer*seiner Individualität sicher sein und sich dennoch dem gemeinsamen Zugang zum Leben zugehörig fühlen.*

Somit muss die dann tatsächlich realisierte verhaltenstherapeutische Hilfestellung immer als einzigartige Passung zwischen zwei Menschen in einer dynamischen Interaktion betrachtet werden, wobei die Therapeut*innen von Moment zu Moment dafür verantwortlich sind, dass die einbezogenen theoretischen Hintergründe stimmig mit den thematisierten Schwierigkeiten in Einklang geraten können.

Die fachspezifische Ausbildung von Verhaltenstherapeut*innen ist folglich breit angelegt und muss umfassenden Überlegungen in Theorie und Praxis Raum geben. Die gesamte Spanne an aktuellen verhaltenstherapeutischen Ansätzen sollte fundiert kennengelernt und die dafür erforderlichen Fertigkeiten sollten eingeübt werden. Therapeutische Flexibilität im Dienste eines maßgeschneiderten Beziehungsangebotes aufbringen zu können, welches die individuellen Bedürfnisse der Hilfesuchenden in den Mittelpunkt aller Überlegungen rückt, ist oberstes Gebot. Und es ist Wert darauf zu legen, auch über die eigentliche Ausbildung hinaus den steten Kontakt mit den jeweils neuesten Entwicklungen zu pflegen. Nur so kann weiterführend ein Zugang zur Verhaltenstherapie gewährleistet bleiben, der bezüglich der genauen Indikation der einzelnen Ansätze gleichermaßen integriert und differenziert.

In möglichst direktem Austausch mit den Persönlichkeiten, die als Autor*innen hinter den zeitgenössischen Ansätzen stehen, lernen wir unaufhörlich weiter, was alles noch Verhaltenstherapie sein kann. Durch kritische Auseinandersetzung mit deren Anschauungen und Haltungen erfahren wir in höchst lebendiger Weise, was imstande ist, uns nachhaltig zu beeinflussen, und was nicht. Die tägliche Praxis in Lehre und Versorgung lässt unweigerlich hervortreten, welche Ansätze von bleibendem Wert sein könnten. Bewähren sie sich wiederholt angesichts verschiedenster

Problemstellungen, dann werden sie für uns zu einem fixen Bestandteil des verhaltenstherapeutischen Methodenkanons.

Nachfolgend soll nun eine Auswahl der gebräuchlichsten Ansätze eine erste Idee vermitteln, wie vielgestaltig Verhaltenstherapie in Erscheinung treten kann. Zu erwähnen ist freilich, dass sich all diese Ansätze einer umfassenden wissenschaftlichen Prüfung ihrer Wirksamkeit unterzogen haben. In zahlreichen Studien, die in unterschiedlichen Behandlungskontexten, mit unterschiedlichen diagnostischen Anforderungen und auch unterschiedlich langen Therapieverläufen unternommen wurden, konnten immer wieder die positiven Effekte des therapeutischen Angebotes für die Hilfesuchenden belegt werden. Renommierte Fachjournale akzeptierten die eingereichten Publikationen und veröffentlichen laufend die beinahe unüberblickbar vielen dieser nach allen Regeln der empirischen Wissenschaft ausgeführten Wirksamkeitsnachweise.

Die Darstellung der Ansätze erfolgt diesmal nicht in der zeitlichen Abfolge ihres Erscheinens und auch nicht nach der inhaltlichen Verwandtschaft ihrer zentralen Ideen, denn allzu verwirrend wären die komplexen Wechselbezüge und würden letztlich den Rahmen dieses Buches sprengen. Schließlich geht es hier nicht um eine wissenschaftsgeschichtliche Rekonstruktion, sondern um eine Würdigung der jeweiligen Individualität eines Ansatzes, die zu einem nicht unwesentlichen Teil auch mit der persönlichen Handschrift der dahinterstehenden Autor*innen verknüpft ist. Diese stammen mehrheitlich aus dem Fach der Psychologie, sind meist akademisch sozialisierte Inhaber*innen von Universitätsprofessuren und verbinden Lehre und Forschung mit einer intensiven klinisch-therapeutischen Praxistätigkeit.

Somit lassen wir eine Auswahl von aktuell einflussreichen verhaltenstherapeutischen Ansätzen in alphabetischer Reihenfolge auftreten, wobei manche noch relativ jung sind und manche schon zu den älteren Teilen dieser Familie gehören. Der in den Kapitelüberschriften ins Deutsche übersetzten Bezeichnung des Ansatzes folgt jeweils die englische Ursprungsbegrifflichkeit, gemeinsam mit dem im angloamerikanischen Sprachraum so beliebten Akronym, also dem aus den zusammengezogenen Anfangsbuchstaben der Gesamtbezeichnung geformten Kürzel, welches oft schon zur gebräuchlichsten Bezeichnung eines Ansatzes wurde.

Weiterführende Literatur:

Parfy, E., Schuch, B. & Lenz, G. (2016). Verhaltenstherapie. Moderne Ansätze für Theorie und Praxis. 2., vollständig überarbeitete Auflage. Wien: UTB/Facultas.

6.1 Achtsamkeitsbasierte kognitive Therapie (Mindfulness-Based Cognitive Therapy, MBCT)

Zu Beginn der Neunzigerjahre fanden sich die drei Hauptautoren Mark Williams und John Teasdale aus Oxford/England und Zindel Segal aus Toronto/Kanada in der gemeinsamen Absicht zusammen, eine neue Behandlungsform für die Depression zu entwickeln. Sie wollten das bisher ihren Forschungen zugrunde liegende Verständnis von depressiven Phänomenen, welches auf den Annahmen der Kognitiven Verhaltenstherapie beruhte, erweitern, und sie erhielten von Marsha Linehan, die zeitgleich an der „Dialektisch Behavioralen Therapie (DBT)" arbeitete, den Hinweis, dass das achtsamkeitsbasierte Programm zur Stressreduktion hier einen wertvollen Beitrag leisten könnte (Linehan, 1993).

Dieses „Mindfulness-Based Stressreduction Program (MBSR)" wurde vom renommierten Molekularbiologen Jon Kabat-Zinn, der sich seit jungen Jahren mit den unterschiedlichsten Meditationspraktiken befasste, in Worcester/USA als nachweislich hilfreiche Anwendung im täglichen Einsatz an medizinischen Institutionen bereits in den Neunzigerjahren etabliert (Kabat-Zinn, 2013).

Williams, Teasdale und Segal unterzogen sich nun selbst diesem rund um die Kultivierung von Achtsamkeit aufgebauten Schulungsprogramm und kamen dadurch in ihrer Auffassung der Depression einen großen Schritt weiter. Es wurde ihnen klar, dass das innere Ankämpfen gegen unangenehme Empfindungen und Gefühle sowie deren gedankliche Problematisierung und auch die rationale Suche nach unmittelbar wirksamen Einflussmöglichkeiten die Sache nur verschlimmert. Dieser sich immer weiter einengenden Spirale aus belastenden Emotionen, ablehnender Bewertung, ohnmächtig auf Veränderung abzielenden Versuchen mit nachfolgend negativer Bilanzierung begegneten sie in einer Haltung, die darum warb, auch dem Unangenehmen gegenüber offen zu bleiben.

Eine wesentliche Unterscheidung findet sich dabei im Begriffspaar „Doing-Mode" und „Being-Mode". Ist unser Denken im „Doing-Mode", so ist es vorwiegend damit befasst, etwas bewirken zu wollen. Es problematisiert die vorgefundene Ausgangslage und strebt zielorientiert nach Veränderung. Es sucht nach diesbezüglich tauglichen Mitteln und bewertet entsprechenden Erfolg oder Misserfolg. Im „Being-Mode" hingegen öffnet sich unser Denken für die Beobachtung und anteilnehmende Anerkennung dessen, was gerade mit allen Sinnen erlebt werden kann. Es bewertet nicht, sondern übt sich in der Beschreibung des Wahrgenommenen, egal ob es sich um angenehmere oder unangenehmere Phänomene handelt. Akzeptanz, ja sogar „radikale Akzeptanz" wird zum Schlüssel dafür, den Kampf gegen das eigene Erleben aufgeben zu können.

Um sich den unmittelbaren Erfahrungen vorbehaltloser anzunähern, anstatt auf ihre Vermeidung abzuzielen, ist eine in den Alltag integrierte Achtsamkeitspraxis hilfreich. Auf den Atem zentrierte Aufmerksamkeit, bewusst erlebtes Gehen oder auch das achtsame Durchwandern des eigenen Körpers, bekannt als „body scan", wurden als wegweisende Übungen eingeführt. Dabei den eigenen gedanklichen Produktionen mit einer zunehmend gesunden Skepsis und Distanz begegnen zu können erlaubt den allmählichen Ausstieg aus depressiven Grübeleien und fördert eine wertungsfreie Anteilnahme am gegenwärtigen Erleben von Moment zu Moment.

Dieser Ansatz beeinflusste weit über die Behandlung von Depressionen hinaus die Entwicklung der Kognitiven Verhaltenstherapie. Dass nun nicht mehr die inhaltliche Angemessenheit von Gedanken zum therapeutischen Thema wird, sondern vielmehr Anspruch und Stellenwert des Denkens sich selbst einer prinzipiellen Relativierung unterzieht, machte den

Weg frei für die unverstelltere Erfahrung diesseits der Kognition. Pointiert könnte man sagen, dass sich das eigentlich Kognitive damit aus der Kognitiven Therapie herausgekürzt hat – ein Schwenk, der als „third wave", also als 3. Welle in der Entwicklung der (Kognitiven) Verhaltenstherapie für alle jüngeren Ansätze namensgebend wurde.

Weiterführende Literatur:

Kabat-Zinn, J. (2005). Coming to our senses. Healing ourselves and the world through mindfulness. USA, Canada: Hyperion. (Dt.: Zur Besinnung kommen. Freiamt: Arbor, 2019).

Kabat-Zinn, J. (2013). Full Catastrophe Living. Using the Wisdom of Your Body and Mind to Face Stress, Pain, and Illness. Revised and Updated Edition. New York: Bantam Books. (Dt.: Gesund durch Meditation. München: Droemer-Knaur, 2011).

Williams, M., Teasdale, J. Segal, Z. & Kabat-Zinn, J. (2007). The mindful way through depression. Freeing yourself from chronic unhappiness. New York, London: Guilford.

6.2 Akzeptanz- und Commitment-Therapie (Acceptance and Commitment Therapy, ACT)

Steven Hayes beforschte in Reno/USA die Entstehung kognitiver Verknüpfungen und Bedeutungszuschreibungen aufgrund von sprachlich vermittelten Aussagen und Regeln, mündend in der sogenannten Bezugsrahmentheorie (Törneke, 2012). Seine Erkenntnisse ermöglichten ihm auch eine neue Sichtweise im klinischen Alltag, wo er zunächst mit suizidalen Patient*innen arbeitete und die dabei fatal mitwirkende Macht des sprachbasiert schlussfolgernden Denkens beobachten konnte. Zudem hatte er ebenfalls von den Achtsamkeitspraktiken erfahren und so eine Vorstellung bekommen, welche Qualität dem menschlichen Bewusstsein innewohnen könnte, bevor es sich in den verbal erlernten Programmierungen verstrickt (Kabat-Zinn, 2013).

Sein bei zahlreichen psychischen Problemen nachweislich hilfreicher Ansatz lässt sich am besten anhand des sogenannten „Hexaflex-Modells" veranschaulichen, welches insgesamt sechs verschiedene Faktoren definiert, die einerseits als aufrechterhaltende Bedingungen für psychische Inflexibilität gelten und andererseits als Ansatzpunkte für therapeutische Interventionen zur Schulung in psychischer Flexibilität herangezogen werden können. Alle sechs Faktoren sind in permanenter Wechselwirkung zu denken:

- Eine Tendenz zur Vermeidung bewussten Erlebens wäre zu verwandeln in eine akzeptierende Haltung mit der Bereitschaft, sich den eigenen Erlebnissen, und seien sie noch so unangenehm, offen zuzuwenden.
- Die subjektive Verschmelzung mit den Bedeutungen der eigenen Gedanken, bezeichnet als „kognitive Fusion", sollte mithilfe von Techniken der „kognitiven Defusion" oder Entschmelzung gelockert und aufgelöst werden, welche eine distanziertere Haltung zu den Äußerungen des eigenen Verstandes fördern.
- Eine vorwiegende Befassung mit Geschehnissen aus der Vergangenheit oder mit Spekulationen bezüglich der eigenen Zukunft ist durch die Konzentration auf das „Hier und Jetzt" und eine damit verbundene Präsenz zu ersetzen.
- Wenn an erworbenen Vorstellungen zur eigenen Person, dem sogenannten „Selbstkonzept", festgehalten wird, dann gilt es dieses zu relativieren und sich zu vergegenwärtigen, dass nur die Fähigkeit zur Beobachtung, also das „Beobachterselbst", durchgängig als Basis verfügbar ist, alle anderen gedanklichen Konstrukte sich aber über die Lebensspanne hinweg verändern und somit auch prinzipiell austauschbar bleiben.
- Bei mangelnder Klarheit über die eigenen Werte im Leben sind diese durch konkrete Auseinandersetzung mit den verschiedensten Lebensbereichen bewusst herauszuarbeiten.
- Statt untätig zu bleiben und beharrlich in einer vermeidenden Lebenshaltung zu verweilen ist ein entschlosseneres, engagierteres Handeln

gefragt – eben „ACT", das hier nicht als zu buchstabierendes Kürzel ausgesprochen wird, sondern als das englische Wort für „handeln".

Für all diese therapeutischen Ansatzpunkte bietet sich eine Fülle von Interventionen an, die teils spielerisch zu neuen Erfahrungen einladen, teils anhand von gezielt eingeführten Metaphern die bisherigen Sichtweisen hinterfragen helfen. Ein sehr lebendiges, nicht selten auch humorvolles Herangehen würdigt die Tatsache, dass freilich auch Therapeut*innen in diese „Fallen des Verstandes" geraten und so die gemeinsame Aufgabe darin besteht, wachsam dafür zu bleiben.

Eine der Kernaussagen von ACT lautet: „Kontrolle ist das Problem, nicht die Lösung." Eine Überzeugung, die offensichtlich auf tief empfundener Erfahrung beruht und dazu führt, dass hier dem zweckrationalen Denken misstraut wird, insbesondere wenn es sich auf emotional aufgeladene, subjektiv leidvolle Situationen bezieht. Ebenso wird darauf verzichtet, diese Position durch intellektuelle Argumentationen vermitteln zu wollen, sondern ein pragmatisches Zugehen auf Erlebnisse aus erster Hand dient als Kriterium dafür, was als wahr und zutreffend gelten kann. Offen und vorurteilsfrei zu prüfen, wie sich die Dinge des Lebens nun wirklich verhalten und was für einen persönlich letztendlich zählt, wird zu einem durchgängigen Motto. „Glauben Sie nicht einfach meinen Worten, sondern schauen sie selbst, was angesichts ihrer eigenen Erfahrungen in einem tieferen Sinn wahr ist!"

Weiterführende Literatur:

Hayes, S.C., Strohsal, K.D. & Wilson, K.G. (1999). Acceptance and commitment therapy – an experiential approach to behavior change. New York: Guilford. (Dt.: Akzeptanz- und Commitment-Therapie. Ein erlebnisorientierter Ansatz zur Verhaltensänderung. München: CIP-Medien, 2004)

Eifert, G. (2011). Akzeptanz- und Commitment-Therapie (ACT). Fortschritte der Psychotherapie, Band 45. Göttingen, Bern, Wien: Hogrefe.

6.3 Dialektisch-behaviorale Therapie (Dialectical Behavior Therapy, DBT)

Marsha Linehan befasste sich in Seattle/USA mit suizidalen und sich selbst verletzenden Menschen, die der damals erstmals genauer beschriebenen diagnostischen Kategorie der „Borderline-Persönlichkeitsstörung" zuzuordnen waren und als besonders schwierig zu behandeln galten. Durch ihre eigene Lebensgeschichte war sie sensibilisiert für die emotionale Not dieser Personengruppe und fand so zu einem neuen Verständnis der zugrunde liegenden Problematik. Sie postulierte das ursächliche Zusammentreffen von einem stark ausgeprägten Temperament, gekennzeichnet durch rasch anwachsende intensive Gefühle, mit einer sozialen Umgebung, die auf diese Gefühle nicht adäquat reagiert, sondern sie „invalidiert", also in ihrer Bedeutung verkennt, zurückweist oder kritisiert.

Ihr Behandlungsansatz konzentrierte sich jedoch nicht auf die biografische Rekonstruktion dieser einstigen Bedürfnisfrustrationen, sondern schlug einen revolutionären neuen Weg ein: Die dem Buddhismus entstammende Achtsamkeitspraxis, vermittelt durch die ermutigende Anwendungserfahrung in der „Stress-Reduction Clinic" (Kabat-Zinn, 2013), wurde als systematisch erlernbare Fertigkeit im Umgang mit den heftigen emotionalen Dynamiken erprobt. Dieser unmittelbaren Kompetenzerweiterung im Dienste einer gelingenderen Affektregulation wurde auch eine genaue Betrachtung der kognitiven Verarbeitungsmechanismen beigestellt, die in diesen Phasen von „Hochstress" zur weiteren Eskalation beitragen.

Aus der Kognitiven Verhaltenstherapie war ja schon das „Schwarz-Weiß-Denken" als häufig vorkommende kognitive Verzerrung bekannt geworden (Beck et al., 1979). Dieser Denkstil erfasst die Erlebniswirklichkeit in einander scheinbar ausschließenden Gegensätzlichkeiten, was unweigerlich zur Polarisierung und zu inneren wie auch äußeren Konflikten führt. Er findet sich bei der Borderline-Persönlichkeitsstörung mit dem bekannten raschen Wechsel zwischen Idealisierung und Entwertung geradezu prototypisch. Da Marsha Linehan von einer potenziell ganzheitlichen

Welterfahrung ausging, betrachtete sie diese Neigung zur Aufsplitterung in unvereinbare Extreme als das eigentlich zu überwindende Problem. Es erschien ihr so, als ob implizite Thesen mit gegensätzlichen Antithesen ringen, aber eine die beiden Pole umspannende Synthese nicht und nicht gelingen mag.

Das dialektische Prinzip, welches Entwicklungsprozesse als permanentes Zusammenführen und Ausgleichen von Thesen und Antithesen in Form von neu zu schaffenden Synthesen begreift, gibt nun dem therapeutischen Ansatz den Namen. Die Borderline-Problematik wird so als Folge eines dialektischen Versagens im Umgang mit den Widersprüchlichkeiten der emotionalen Erfahrungen verstanden. Die Therapie fördert die Kompetenz, „Entweder-oder"-Polaritäten in ein „Sowohl-als-auch" verwandeln zu können: Nichts ist nur gut oder nur schlecht, sondern es sind unausweichlich beide Qualitäten, die als jeweiliger Ausschnitt des Ganzen anzusehen sind.

Hier tauchte erstmals der Begriff der Weisheit oder des „wise mind" auf, was vor dem Hintergrund der damaligen Verhaltenstherapie in seiner Pionierhaftigkeit aufhorchen ließ. Die Fähigkeit, intuitiv zwischen ambivalenten Emotionen und rationalen Zuordnungen so vermitteln zu können, dass eine ausgeglichene Sicht des Ganzen zur Grundlage des eigenen Verhaltens wird, schien plötzlich erstrebenswert und sogar erlernbar. Zwischen denjenigen Umständen, die einer aktiven Veränderung zugänglich sind, und jenen, die es zu akzeptieren gilt, treffend unterscheiden zu können, konnte fortan als „weise" erachtet werden.

Und auch die therapeutische Beziehungsgestaltung wurde als dialektische Aufgabe verstanden. Wie auf einer Wippe agieren die Hilfesuchenden durch oft drastische Einforderung von Nähe, weichen dann aber bei kleinen Irritationen radikal zurück in emotionale Unerreichbarkeit und Distanz. Die Therapeut*innen müssen nun auf dieser Wippe, die wir als eine von Kinderspielplätzen bekannte Schaukel visualisieren können, mit rascher Intuition ausgleichende Gegenbewegungen in der Nähe-Distanz-Regulation ausführen, damit niemand unsanft zu Boden fällt.

Die oft im Vordergrund stehende Suizidalität und der Hang zur Selbstverletzung bekommen dabei oberste Priorität. Detaillierte Verhaltensanalysen münden in sehr konkrete Verbesserungsvorschläge, welche Verhaltensweisen in Phasen äußerster Erregung reduziert und welche vermehrt werden sollten. Und diese „decreasing/increasing behaviors" werden in zweiter Linie in Bezug auf den Umgang mit eigenen Gefühlen, erforderlichen Entscheidungen oder problematischen Gewohnheiten genau definiert. Eine Spezialität dabei ist die Herausarbeitung von „therapie-interferierenden Verhaltensweisen", also die genaue Erfassung und Benennung von destruktiven Impulsen, unbewussten Annahmen oder provokantem Agieren, welche eine konstruktive Fortführung der Therapie bedrohen.

Eine Fülle strategischer Prinzipien hilft bei der Gestaltung einer stark motivierenden und auch Veränderungsbereitschaft fördernden Therapiebeziehung, die das subjektive Erleben von Leid validiert und dennoch bei der aktiven und sehr konkreten Problemlösung unterstützt. Die therapeutische Gesprächsführung beruht auf der Annahme bestehender Reziprozität, also der Begegnung „auf Augenhöhe", die auch (selektive) Selbstoffenbarungen der Therapeut*innen erlaubt.

Marsha Linehan entwarf hier einen therapeutischen Stil, der fürs Erste zwar gewagt erschien, sich aber aufgrund von umfassenden Wirksamkeitsstudien und den hoffnungsmachenden Praxiserfahrungen als äußerst hilfreicher Zugang etablieren konnte. Ihre Anregungen reichen weit über das ursprüngliche Behandlungsfeld hinaus und beeinflussen das Selbstverständnis der zeitgenössischen Verhaltenstherapie zweifellos noch immer sehr nachhaltig.

Weiterführende Literatur:

Linehan, M.M. (1993). Cognitive-behavioral treatment of borderline personality disorder. New York: Guilford. (Dt.: Dialektisch-Behaviorale Therapie der Borderline-Persönlichkeitsstörung. München: CIP-Medien, 1996)

6.4 Kognitive Verhaltenstherapie (Cognitive Behavioral Therapy, CBT)

Es war Aaron Tim Beck, der in Philadelphia/USA die neuesten Entwicklungen der Wissenschaft von der Informationsverarbeitung in seine Arbeit mit depressiven Menschen einfließen ließ und so die in der Verhaltenstherapie eingeläutete „Kognitive Wende" praxisrelevant umsetzte (Mahoney, 1974; Beck, 1976; Beck et al., 1979). Dabei wurde der Schlüsselbegriff der „kognitiven Schemata" von Jean Piaget übernommen, der mit dessen Hilfe die Entstehung von kognitiven Strukturen in der kindlichen Intelligenzentwicklung veranschaulichen konnte (Piaget, 1936).

Ein Schema ist als psychische Organisationsform von Erfahrung zu verstehen und beinhaltet Grundannahmen über die eigene Person und die Umwelt. Schemata werden in neuen Situationen, die Ähnlichkeiten mit früheren Situationen aufweisen, aktiviert, und interpretieren die aktuellen Umstände aufgrund der Vorerfahrungen in einer vielleicht grob irreführenden Weise. Heftige emotionale Reaktionen, überzeichnend negative Schlussfolgerungen und davon abgeleitetes problematisches Verhalten können daraus resultieren. Die „Kognitive Verhaltenstherapie" trat nun an, die dabei beteiligten Prozesse akribisch herauszuarbeiten und der Veränderung zugänglich zu machen.

Die therapeutische Haltung war von Anfang an sehr aktiv und auf eine reziproke Interaktion mit den Hilfesuchenden angelegt. In einer gemeinsamen Überprüfung der sich aufdrängenden Sichtweisen wird hinterfragt, ob die vordergründig meist negativen Annahmen überhaupt zutreffend sind, oder ob vielmehr durch massive Verzerrungen und Denkfehler ein irrtümlich pessimistischeres Bild gezeichnet wird, als es den faktischen Umständen entsprechen würde. Dabei kommt den Therapeut*innen die Rolle zu, durch einfühlsames Fragen die gedanklichen Schlüsse hinter den „heißen", sich spontan aufdrängenden und mit starken Emotionen einhergehenden Gedanken aufzuspüren, was von der subtil erkundenden Qualität an den klassischen „sokratischen Dialog" erinnert.

In einer Atmosphäre der Kooperation kann solcherart ein bewusster Umgang mit den eigenen Gedanken entstehen, der weit über die eigentliche Therapiesitzung hinausreicht. Schriftliche Gedankenprotokolle, die zwischen den Sitzungen in belastenden Situationen gemacht werden, tragen zu einer Form der immer kontinuierlicheren Selbstbeobachtung bei, welche die sonst automatisch sich vollziehende kognitive Verarbeitung relativieren kann. Sich gezielt schwierigen Momenten anzunähern und diesbezügliche Verhaltensexperimente zu definieren kann im Lebensalltag dabei helfen, die eigenen pessimistischen Annahmen zu überprüfen. Die konkreten Erfahrungen im Zuge solcher gemeinsam entworfenen „Hausaufgaben“ werden dann in der Folgestunde ausgewertet und können im besten Fall die ursprünglichen Überzeugungen korrigieren.

Dieser therapeutische Stil, der mit einer klaren inhaltlichen Sitzungsstruktur und einer systematischen Vorgabe von nicht selten auch schriftlich zu erledigenden Aufgaben zu charakterisieren ist, hat sich mittlerweile weit verbreitet. Zur Jahrtausendwende galt dieser Ansatz der Kognitiven Verhaltenstherapie als der am besten beforschte und außerdem als der wirksamste im Vergleich mit anderen Therapieschulen, wie großangelegte Metaanalyen nahelegten (Grawe, Donati & Bernauer, 1994). Es gibt wohl keine psychische Problematik, für die nicht ein auf die jeweiligen Besonderheiten zugeschnittenes kognitives Therapiekonzept ausformuliert wurde, meist mit vielen zusätzlichen Arbeitsmaterialien ausgestattet, die den Therapieprozess in seiner technischen Umsetzung unterstützen.

Dennoch blieb die Zeit auch hier nicht stehen und die Innovationen der unmittelbaren Nachfolgegeneration sorgten und sorgen für eine kontinuierliche Überformung der ursprünglichen Herangehensweise. Ich denke da etwa an Jeffrey Young, der zunächst in enger Zusammenarbeit mit Aaron Tim Beck und später mit dessen Tochter Judith Beck einen profunden Einblick in die Kognitive Verhaltenstherapie bekam, schließlich aber wesentlich weiter ausgreifend die individuellen Lebensgeschichten berücksichtigte und seinen eigenen schematherapeutischen Zugang entwickelte (Young, 1990). Oder die zahlreichen Autor*innen, die von den Achtsamkeitspraktiken und der damit verbundenen anderen Sicht auf kognitive und emotionale Phänomene geprägt wurden und daher im Zuge der „3. Welle der Kognitiven Therapie“ diesem Ansatz ein gänzlich anderes Gesicht verliehen haben (Gilbert, 2010; Hayes, Strohsal & Wilson, 1999; Linehan, 1993; Wells, 2011; Williams, Teasdale, Segal & Kabat-Zinn, 2007).

Wie sehr Verhaltenstherapie und im engeren Sinne die Kognitive Verhaltenstherapie da aber ihre Fähigkeit zur Integration erneut unter Beweis stellt, ist auch daran zu erkennen, dass es hier zu keinen dramatischen Abspaltungen kam und alle jüngeren Ansätze sich genauso fraglos der kognitiv-behavioralen Tradition zuordnen. Andererseits öffnete sich auch die ureigene Kognitive Verhaltenstherapie für die Anregungen der Erneuerer, sodass aus gewissem Abstand wohl mittlerweile kein allzu großer Unterschied mehr auszumachen ist und viele der sich in der klinischen Praxis bewährenden Techniken auch hier beinahe nahtlos aufgegriffen wurden.

Weiterführende Literatur:

Beck, J.S. (1999). Praxis der Kognitiven Therapie. Weinheim: Psychologie Verlags Union.

6.5 Metakognitive Therapie (Metacognitive Therapy, MCT)

In der Auseinandersetzung mit den Eigenarten von kognitiven Prozessen wie dem Grübeln oder dem „Sich-Sorgen“ entwickelte Adrian Wells in Manchester/England ein Verständnis des „Denkens über das Denken“, welches in seinem metakognitiven Therapieansatz mündete. So haben Menschen, die unter Depressionen, Zwängen oder generalisierten Angststörungen leiden, ganz bestimmte Grundannahmen über den Nutzen ihrer oft schier unermüdlich kreisenden, doch meist auch qualvoll durchlebten Denktätigkeit. Sie reagieren auf Gedanken, die sich auf ganz konkrete und als bedrohlich bewertete Umstände des Alltags beziehen, mit einer Intensivierung von überprüfenden und abwägenden Denkprozessen. Diese werden von impliziten Überzeugungen gesteuert, welche bildlich gesprochen wohl eine Ebene darüber stehen und daher als „meta-kognitiv" aufzufassen sind.

Anders als bei der Kognitiven Therapie, wo primär die Inhalte der alltagsbezogenen Gedanken zum Gegenstand der therapeutischen Bemühungen gemacht werden, befasst sich die Metakognitive Therapie mit der Disputation dieser Meta-Annahmen über den vermeintlichen Nutzen einer gesteigerten Denktätigkeit, die sich auf die als problematisch bewerteten Themenbereiche bezieht. Und auch Annahmen zu einem befürchteten Schaden durch das exzessive Denken können auf diesem Wege relativiert werden. Die in der traditionellen Kognitiven Therapie etablierte Hinterfragung von Annahmen im Stile eines „sokratischen Dialoges" wird hier also auf die Metaebene verlagert.

Neben diesem sprachlich-analytischen Zugang wurde noch ein weiteres therapeutisches Element eingeführt, nämlich die Einübung einer flexibleren Aufmerksamkeitslenkung und einer vom Denken losgelösteren Achtsamkeit. Denn das starre „Klebenbleiben" der Aufmerksamkeit auf den jeweiligen Sorgen oder möglichen Bedrohungsszenarien, beschrieben als „Kognitives Aufmerksamkeitssyndrom", verlangte nach einer unmittelbaren Technik, mit der erlernt werden kann, diese Fesseln zu lösen. Dabei erwies sich der akustische Sinnesbereich als erstaunlich praktikabel und das therapeutisch angeleitete Durchwandern von komplexen Geräuschkulissen hilft nachweislich dabei, den Fokus der Aufmerksamkeit zunehmend flexibler handhaben zu können.

Und um sich nicht von jedem gedanklichen Inhalt gleich mitreißen zu lassen, sondern mit bewusstem Abstand das Aufkommen von bedrohlichen Gedanken beobachten und das eigene Handeln davon entkoppeln zu können, wird eine Haltung der „losgelösten Achtsamkeit" gerade in schwierigen Situationen empfohlen. Diese kann mittels verschiedener Vorstellungsübungen entwickelt werden, welche die distanzierte Beobachtung des Entstehens eigener Gedanken unter therapeutischer Begleitung ermöglichen. Die Kultivierung eines „Metabewusstseins für die eigenen Denkprozesse" erfordert hier keine regelmäßig zu wiederholenden Übungen, vielmehr ist der prinzipielle Verzicht auf eine „konzeptuelle kognitive Verarbeitung" im Sinne einer rational-analytischen Herangehensweise zentral. Es wird das prozesshafte Wesen von kognitiven Phänomenen betrachtet, aber nicht deren Inhalt oder gar Bedeutung analysiert.

Wir haben in der Metakognitiven Therapie einen typischen Vertreter der „3. Welle der Kognitiven Therapie" vor uns: Entstanden in der Auseinandersetzung mit klinischen Problemstellungen und inspiriert von einer Auffassung von Achtsamkeit, welche darin ein wirksames Instrument zur Behandlung dieser Problemstellungen erkennen kann. Und mit einem klaren Konzept voll von neu eingeführten Begrifflichkeiten, die eine erstaunlich andere Perspektive auf altbekannte psychische Störungen ermöglichen und somit einen „transdiagnostischen Zuschnitt" besitzen. Des Weiteren mit einer sehr konkreten Operationalisierbarkeit von daraus abgeleiteten Techniken versehen, die ziemlich innovativ auftreten und sich der Beforschung ihrer Wirksamkeit geradezu anbieten.

Weiterführende Literatur:

Wells, A. (2011). Metakognitive Therapie bei Angststörungen und Depression. Weinheim: Beltz.

6.6 Mitgefühlsfokussierte Therapie (Compassion-Focused Therapy, CFT)

Bei diesem von Paul Gilbert in Derby/England entwickelten Ansatz handelt es sich um einen sehr umfassend angelegten Zugang zu den menschlichen Grunddimensionen des (Miteinander-)Seins und den daraus resultierenden Hilfsmöglichkeiten bei psychischen Schwierigkeiten. In gewollter Fortsetzung einer multimodalen kognitiven Verhaltenstherapie werden hier evolutionstheoretische Überlegungen einbezogen, die erklären können, warum zwischenmenschliche Zuwendung und Hilfsbereitschaft in der Geschichte der Menschheit einen so wichtigen Stellenwert haben.

Dass sich nicht nur im Körper des Menschen, sondern auch in seiner Psyche die Jahrtausende durchlebter Evolutionsbedingungen spiegeln, wird anhand eines Konzeptes der „sozialen Mentalitäten" herausgearbeitet. Diese beschreiben die in einer sozialen Gruppe im Dienste des Überlebens der Art entstehenden Rollen, welche in dieser Auffassung bis heute latent in uns angelegt sind. Aus den kämpferischen Epochen des Jäger- und Sammlerdaseins wäre da etwa eine aggressive Tendenz zur Durchsetzung eigener Interessen zu erwarten. Dieser Prägung unseres „alten Gehirns" gegenüber kann aber auch damit gerechnet werden, dass mit der evolutionär zunehmenden sprachlichen Differenzierungs- und Ausdrucksfähigkeit und der Möglichkeit zum Einblick in das Fremdpsychische ein anderer, alternativer sozialer Stil entstand. Die Fähigkeiten zu Empathie und Mentalisierung als aufkommendes Vermögen, die Gefühle und Beweggründe anderer Menschen aufgrund eigener Erfahrung nachzuvollziehen, ist als Beitrag eines „neuen Gehirns" anzusehen, das sich über das „alte Gehirn" gelagert hat.

Diese beiden geschichtlich nacheinander entstandenen Hirnstrukturen stellen also ziemlich unterschiedliche Zugänge zum sozialen Miteinander dar, sind aber noch immer parallel aktiv und somit in unserem psychischen Erleben präsent. Daraus ergibt sich ein unübersehbarer Hang zu inneren Konflikten und äußeren Widersprüchlichkeiten, der hier als Quelle für menschliches Leid erachtet wird – wiewohl wir für diese innere Zerrissenheit nicht persönlich schuldig zu sprechen sind, da wir uns dieses problematische Zentralnervensystem schließlich nicht aussuchen können, sondern es zwangsläufig von unseren Vorfahren auf genetischem Weg geerbt haben.

Auf der Suche nach therapeutischen Ansatzpunkten definiert Paul Gilbert nun drei unterschiedliche, biologisch vorverankerte affektive Regulationssysteme, welche in permanenter Wechselwirkung zueinander stehen:

- das Bedrohungs- und Selbstschutzsystem, das bei empfundener Gefahr eine innere Alarmreaktion hervorruft und die Situation etwa durch Kampf, Flucht oder Erstarrung zu bewältigen trachtet

- das anreiz- und belohnungssuchende Antriebserregungssystem, das nach positiven Gefühlen strebt und für Motivation, Handlungsbereitschaft und Erreichung persönlicher Ziele verantwortlich ist
- das Besänftigungs-, Zufriedenheits- und Sicherheitssystem, das in der Nähe zu liebevollen, fürsorglichen und schutzgebenden Bezugspersonen erlaubt, innere Ruhe zu finden und das Dasein zu genießen

Und es ist freilich gerade das letztgenannte System, welches bei einer durch krassen Mangel an hilfreichen und mitfühlenden Bezugspersonen gekennzeichneten Kindheit zu wenig ausgeprägt werden konnte, und wo es folglich auch äußerst schwer wird, einen inneren Ausgleich zu den von den anderen beiden Systemen hervorgerufenen affektiven Spannungszuständen herzustellen. Vor dem Hintergrund von entwicklungspsychologischen und bindungstheoretischen Überlegungen lässt sich aber gut verdeutlichen, was es bräuchte, um diesen Mangel nachträglich zu beheben, nämlich die Möglichkeit des konkreten Erlebens von (Selbst-)Mitgefühl.

Die weiteren Vorstellungen, was das Wesen eines so komplexen emotionalen und interpersonellen Phänomens wie „Mitgefühl" ausmacht, stützen sich nicht unwesentlich auf die entsprechenden Ausformulierungen in buddhistischen Schriften, welche die erforderliche innere Haltung auf vieldimensionale Weise präzisieren. In achtsamer Konzentration auf entsprechende Imaginationen werden dort traditionell die Qualitäten von Weisheit, hilfreicher Stärke, emotionaler Wärme und Güte sowie nicht wertender Akzeptanz heraufbeschworen.

Als Basis zur Annäherung an diese Qualitäten dient auch im therapeutischen Zugang ein besänftigender Atemrhythmus, den es immer dann einzuüben gilt, wenn es gerade leichtfällt, also eher bei gerade vorherrschendem persönlichem Wohlbefinden. Ein mitfühlendes Selbst zu entwickeln kann in weiterer Folge als ein lebensbegleitendes Projekt angesehen werden, das dem „alten Gehirn" ein zunehmend prosozial kultiviertes „neues Gehirn" zur Seite stellt. Mit klar vorstrukturierten Imaginationsübungen werden in der Therapie schrittweise Erfahrungen angebahnt, um warmes Mitgefühl bewusster erleben zu können und es auch „aus einem selbst herausfließen lassen" und ebenso „in sich selbst hineinfließen lassen" zu können. Schließlich wäre die Fähigkeit zu ehrlichem Selbstmitgefühl angestrebt, das angesichts der Unzulänglichkeiten des eigenen Lebens in den Vordergrund geraten und etwaigen Anflügen von Scham, Schuld und Selbstkritik ein gesundes Gegengewicht bieten sollte.

Dass dieser Ansatz jedoch nicht nur in der Welt der Vorstellungen verbleiben möchte, wird an der Möglichkeit zu emotionsfokussierter Stühlearbeit, an therapeutischem Briefeschreiben oder auch an ganz konkret zu erprobenden Verhaltensweisen im Umgang mit anderen Menschen ersichtlich. Er versteht sich als ein „multimodales Training des mitfühlenden Geistes" und zielt letztlich auf eine allgemeine Steigerung des persönlichen Wohlbefindens in sozialer Verbundenheit ab.

Weiterführende Literatur:

Germer, Ch. (2015). Der achtsame Weg zum Selbstmitgefühl. Freiburg/Breisgau: Arbor.

Gilbert, P. (2010). Compassion focused therapy. London: Routledge. (Dt.: Compassion Focused Therapy. Paderborn: Junfermann, 2013)

6.7 Schematherapie (Schema Therapy, ST)

Dieser Ansatz wurde von Jeffrey Young, der ein Zentrum für Kognitive Therapie in New York/USA leitete, ursprünglich als konzeptuelle Erweiterung für die Behandlung von Persönlichkeitsstörungen entwickelt. Insbesondere Borderline- und narzisstische Persönlichkeitsakzentuierungen schienen mit den bisherigen kurzzeittherapeutischen Angeboten schwer erreichbar zu sein, zumal dort zwar auf situativ aktivierte Schemata eingegangen wurde, aber innerhalb der oft knapp bemessenen Stundenanzahl nicht ausreichend auf deren biografische Wurzeln und die damit verbundenen emotionalen Verletzungen eingegangen werden konnte. Zudem wäre auch noch eine hohe Kooperationsbereitschaft vonseiten der Hilfesuchenden vorausgesetzt gewesen, was bei dieser Personengruppe bekanntlich bei Weitem nicht gegeben ist.

Aufgrund klinischer Erfahrung wurden nun die häufig wiederkehrenden Lebensthemen gesammelt, als „frühe maladaptive Schemata" immer präziser begrifflich herausgearbeitet sowie anhand von parallel entwickelten Fragebögen beforscht und somit noch schärfer erfasst. Und es wurde erstmals die Annahme getroffen, dass hinter diesen Schemata wohl so etwas wie verletzte Grundbedürfnisse stecken, also durchaus berechtigte Ansprüche von Heranwachsenden an ihre Bezugspersonen, welche von diesen schmerzlich frustriert wurden (Young, 1990).

Dieses für die Kognitive Therapie neue Verständnis lässt sich zu einem nicht unwesentlichen Teil auf die Aussagen der von John Bowlby in London/England entwickelten Bindungstheorie beziehen (Bowlby, 1975). Den beiden in Rom/Italien arbeitenden verhaltenstherapeutischen Pionieren Vittorio Guidano und Giovanni Liotti gelang in einer damals gerade in New York aufgelegten Publikation in überzeugender Weise der Brückenschlag zwischen dem bisherigen Verständnis kognitiver Prozesse und den aus der Sicht der Bindungstheorie ganz anders aufzufassenden emotionalen Störungen (Guidano & Liotti, 1983). Ein Einfluss, der eine größere Gewichtung von lebensgeschichtlichen Erfahrungen im Zuge des therapeutischen Vorgehens nahelegte.

Eine der zentralen neuen therapeutischen Techniken der Schematherapie ist wohl vor diesem Hintergrund zu sehen: Wenn von aktuellen Gefühlen ausgehend über die Imagination eine Reise in die eigene Vergangenheit angetreten wird, eröffnet sich meist der Schauplatz früher Bindungsbeziehungen. Und es sind die oft noch nicht hinreichend gelungenen emotionalen Verarbeitungsprozesse angesichts der einstigen Umstände, auf die sich die Therapie nun konzentriert.

Dabei konnten drei unterschiedliche Bewältigungsversuche ausgemacht werden, nämlich die Neigung zur Vermeidung, zur Überkompensation und zum Erstarren angesichts schmerzlicher Erfahrungen. Den Therapeut*innen kommt nun die Rolle zu, hier emotionalen Beistand zu leisten und die berechtigten Bedürfnisse anzuerkennen, ja sogar ein Stück weit nachträglich zu befriedigen, was sich als eine Form der „begrenzten Nachbeelterung“ begreifen lässt. Bei einer großen Bandbreite klinischer Problemstellungen wurden auf diese Weise ein deutlich erweitertes Verständnis und somit auch eine wirksamere Hilfe möglich.

Doch die anfängliche Hoffnung, mit diesem Zugang gerade die Gruppe der Menschen mit Borderline- und narzisstischer Persönlichkeitsstörung besser erreichen zu können, erfüllte sich leider nur bedingt. Zu viele Schemata waren andauernd gleichzeitig aktiviert und es war angesichts der impulsiven Sprunghaftigkeit der Hilfesuchenden äußerst schwierig, sich hinreichend gründlich auf ein Thema zu fokussieren. Jeffrey Young entwickelte daher das Moduskonzept, das die dynamisch wechselnden und stimmungsabhängigen Zustände im Umgang mit den jeweils aktivierten Schemata differenziert beschreibt und den therapeutischen Stil dahingehend entsprechend anpassen lässt.

Den unterschiedlichen Verarbeitungsmodalitäten kommt in diesem Verständnis eine lebensgeschichtlich gewachsene Funktionalität im Umgang mit starken, aus Bedürfnisfrustration resultierenden Emotionen zu, welche nun gemeinsam herauszuarbeiten ist. In Form einer „Modus-Landkarte“ wird therapiebegleitend für Orientierung beim nicht selten auch recht wilden Ritt durch heftig ausfallende Gefühlsausbrüche gesorgt. Diese interaktiven Dynamiken intuitiv stimmig aufzufassen, sie in szenischer Darstellung mithilfe von Stühlen im Raum spontan nachzustellen, den auftretenden Emotionen dabei gerecht zu werden und diese so einzuordnen, dass ein tieferes Verstehen der inneren Beweggründe möglich wird – das zählt wohl zu den feineren Kunstfertigkeiten des schematherapeutischen Angebotes.

Das hohe Erklärungspotenzial dieses Ansatzes und seine Praktikabilität angesichts unterschiedlichster klinischer Herausforderungen haben zu seiner weltweiten Verbreitung beigetragen. Im Einzelsetting, mit Paaren, in Gruppen, bei allen nur denkbaren psychischen Schwierigkeiten, sei es von Erwachsenen oder von Kindern und Jugendlichen, bewähren sich schematherapeutisch ausformulierte Behandlungskonzepte.

Ob die Schematherapie nun zur „3. Welle der Kognitiven Therapie“ zu zählen ist, wie viele Autor*innen vorschlagen, bleibt jedoch fraglich. Im Unterschied zu allen anderen neuen Ansätzen kommt der Pflege von Achtsamkeit hier keine Schlüsselstellung zu. Auch wird an einer gewissen Verbindlichkeit von vergangenheitsbezogenen Aussagen festgehalten, während in den achtsamkeitsbasierten Konzepten einer genaueren Analyse der lebensgeschichtlichen Umstände misstraut wird. Tendenziell sehen die dortigen Autor*innen eine Gefahr der neuerlichen Verstrickung in bewertende und somit irreführende Narrative und empfehlen eher „radikale Akzeptanz“ und eine konsequentere Gegenwartsorientierung. Doch auch in der Schematherapie gehen die Entwicklungen weiter, und da sie von Anfang an als integrativer Ansatz gedacht war, ist sie wohl offen für weitere Brückenschläge zu den anderen aktuellen verhaltenstherapeutischen Konzepten (Parfy, 2012, 2018).

Weiterführende Literatur:

Jacob, G. & Arntz, A. (2015). Schematherapie in der Praxis. 2. Aufl. Weinheim, Basel: Beltz.

Loose, Ch., Graaf, P. & Zarbock, G. (2013): Schematherapie mit Kindern und Jugendlichen. Weinheim: Beltz.

Roediger, E., Simeone-DiFrancesco, Ch. & Stevens, B. (2015). Paare in der Schematherapie. Von der Einbeziehung des Partners bis zur Paartherapie. Weinheim, Basel: Beltz.

Young, J. & Klosko, J. (2006). Sein Leben neu erfinden. Wie sie die Lebensfallen meistern. Paderborn: Junfermann.

Young, J., Klosko, J. & Weishaar, M. (2003). Schema therapy: a practitioner's guide. New York: Guilford. (Dt.: Schematherapie. Ein praxisorientiertes Handbuch. Paderborn: Junfermann, 2005)

6.8 Selbstmanagement-Therapie (Self-Management Therapy, SMT)

Mit diesem in der alphabetischen Reihung den Schlusspunkt bildenden Ansatz kehren wir wieder zu den Anfängen der Kognitiven Verhaltenstherapie zurück. Er ist unauflöslich mit dem Namen Frederick Kanfer verbunden, welcher die erste „Kognitive Wende“ der Verhaltenstherapie prägend mitbestimmte. Geboren in Wien, das er 1938 verließ, emigrierte er schließlich in die USA, wo er mit vielen Zwischenstationen zuletzt als Psychologe eine Professur in Illinois innehatte. Ab 1968 führten ihn immer öfter Einladungen in das deutschsprachige Europa, wo er diverse Gastprofessuren annahm und auch verhaltenstherapeutische Kliniken aufbauen half. Gemeinsam mit dem ebenso aus Österreich stammenden Hans Reinecker, der in Bamberg lehrte, und dem in Nürnberg tätigen Dieter Schmelzer veröffentlichte er ein bis heute maßgebliches Lehrbuch zur „Selbstmanagement-Therapie“, das 1990 in der deutschen Erstauflage erschien.

Frederick Kanfer entwickelte auf Basis der klassischen Lerntheorien ein deutlich komplexeres, mit vielen internen Rückkoppelungen rechnendes Modell der psychischen Prozesse, welches die für therapeutische Veränderung so wichtigen Phänomene wie Selbstregulation oder Selbstkontrolle abbilden konnte. Dieses sogenannte „SORKC-Modell“, das als Akronym die Wechselwirkung von S = Stimuli, O = Organismusvariablen, R = Reaktionsweisen und in einem bestimmten K = Kontingenzverhältnis sich ereignenden C = Konsequenzen beschreibt, begründete den bis heute gültigen Standard einer Verhaltensanalyse. Die systemische Einbettung menschlichen Verhaltens wurde bereits zu diesem frühen Zeitpunkt explizit mitgedacht und kann in Richtung eines „Bio-Psycho-Sozialen Modells“ ausformuliert werden, wo prädisponierende, auslösende und aufrechterhaltende Faktoren einfließen.

Therapie wird dabei als gemeinsamer, interaktiver und hoch dynamischer Problemlöseprozess verstanden. Um die wesentlichen Elemente dieser komplexen Interaktion besser greifbar zu machen, wurde der gesamte Therapieprozess idealtypisch in sieben Phasen gegliedert, welche zwar inhaltlich aufeinander aufbauen, in der Praxis aber bei Bedarf und je nach aktuellem Fokus auch wiederholt durchlaufen werden können. Dies erlaubt nicht nur ein stetes Nachschärfen des Fallverständnisses, sondern ermöglicht auch viel Flexibilität in der konkreten Planung und Realisierung von therapeutischen Schritten.

Die Therapiebeziehung, hier als „therapeutische Allianz" begriffen, dient unter anderem auch dazu, entsprechende Änderungsmotivation aufzubauen. Einer diesbezüglichen Orientierung im eigenen Leben sowie der Suche nach einer eventuell anzustrebenden Neuausrichtung wird in einer Phase der „Ziel- und Wertklärung" hinreichend Raum gegeben. Was denn nun das eigentlich zu problematisierende Verhalten ist, definiert letztlich der*die Hilfesuchende selbst, und Therapeut*innen assistieren dabei als Expert*innen für die Umsetzung von Veränderungsprozessen. Geleitet von ihrem methodischen Vorverständnis steuern sie geeignete Strategien und Techniken bei, die gemeinsam auf ihre Tauglichkeit im Lebensalltag zu überprüfen sind.

Ähnlich wie in der (Natur-)Wissenschaft wird anhand von Hypothesen vorgegangen und die Hilfesuchenden können als „Wissenschaftler*innen in eigener Sache" durch Verhaltensexperimente zu jenen unmittelbaren Erfahrungen gelangen, die ihnen selbst anzeigen, ob sie auf dem richtigen Weg im Sinne ihrer persönlichen Wünsche sind oder eben nicht. Daraus resultiert ein zirkuläres, stets von Neuem abzuwägendes Vorgehen, bei dem sich auf Anregung der Therapeut*innen mit gewollt spielerischer Kreativität „spontan-originelle Praxislösungen" ergeben (so die schöne Formulierung der Autoren).

Mit großem Respekt vor der prinzipiellen Autonomie des Individuums wird auf diese Weise die Fähigkeit zur Selbstregulation gefördert, ja als „Selbst-Management" zum Lebensmotto erhoben. Die Ermächtigung dazu, nun tatsächlich aktive Verantwortung für die eigenen Belange zu übernehmen und somit Selbstwirksamkeit zu erfahren, bildet den Schlüssel zur gelingenden Veränderung. Eine Botschaft, die über die Jahre wohl nichts an Gültigkeit verloren hat, und die in ihrer letztlich optimistischen

Sicht auf das Leben zweifelsfrei auch für alle anderen verhaltenstherapeutischen Ansätze charakteristisch ist.

Weiterführende Literatur:

Kanfer, F.H., Reinecker, H. & Schmelzer, D. (2012): Selbstmanagement-Therapie. Ein Lehrbuch für die klinische Praxis. 5. Auflage. Berlin: Springer.

7 Ausblick

In den letzten fünfzig Jahren hat sich also enorm viel getan im verhaltenstherapeutischen Zugang zum hilfesuchenden Menschen. Doch schließlich hat sich ja auch unsere Lebenswelt in dieser Zeitspanne wesentlich verändert. Zuvorderst denke ich da an die digitale Revolution, welche in ihren langfristigen Folgen bezüglich der Art und Weise, wie die Menschen untereinander kommunizieren und über mediale Vermittlung an den Geschehnissen auf diesem Planeten teilhaben können, wohl noch bei Weitem nicht abschätzbar ist. Ich habe den Eindruck, dass der potenziellen Verbundenheit mit einem überwältigend breiten Ereignishorizont nicht selten eine erschreckende Ungeborgenheit in dieser Fülle an sozialem Geschehen gegenübersteht.

Sich seiner einzigartigen und auch einmaligen Lage in der Welt bewusst zu werden und die persönliche Einbettung in den vorgefundenen Lebensumständen prinzipiell wertschätzen zu können ist hier durchaus nicht selbstverständlich. Es bedarf nicht nur einer geschickteren Gestaltung dieser Umstände, sondern auch einer Haltung, die dem Phänomen der (eigenen) Existenz mit Respekt begegnet und daraus resultierend auch dem Miteinander im sozialen Beziehungsgeflecht die nötige Würde zu verleihen imstande ist. Loyalität und Verbundenheit angesichts der Herausforderungen des Lebens über seine gesamte Spanne hinweg sind dabei als kostbare zwischenmenschliche Qualitäten anzusehen. Die Betonung von Achtsamkeit und Mitgefühl im verhaltenstherapeutischen Denken passt für mich da exakt zum Anforderungsprofil der Gegenwart.

Die psychische Verfassung des Menschen verändert sich also – letztlich wenig verwunderlich – mit seinen Möglichkeiten. Und psychotherapeutische Angebote sind gut beraten, flexibel genug zu bleiben, um auf die sich abzeichnenden neuen Anforderungen reagieren zu können. Was die verhaltenstherapeutische Geisteshaltung betrifft, bin ich da auch für die Zukunft durchaus optimistisch.

In erstaunlicher Regelmäßigkeit überraschen mich die neuesten Publikationen meines Faches mit ihren beinahe visionär anmutenden Vorwegnahmen, die sich mir in ihrer Bedeutung für ein zeitgemäßes Selbstverständnis oft erst nachträglich, aber dafür umso gründlicher erschließen. In den Jahrzehnten meiner Berufsausübung habe ich mich zweifellos mit den verhaltenstherapeutischen Entwicklungen mitverändert, und es fühlt sich durchaus stimmig an, in dieser Weise auf das Leben zu blicken.

Somit vertraue ich auf den intuitiven Spürsinn künftiger Generationen, die in dieser für kreative Antworten förderlichen Atmosphäre erneut den Mut haben werden, das verhaltenstherapeutische Unterfangen von seinen Grundlagen her zu überdenken. Mögen uns noch viele solcherart geborene Impulse zu weiterem Lernen verhelfen!

Literaturverzeichnis

Barlow, D., Farchione, T., Sauer-Zavala, Sh., Latin, H., Ellard, K., Bullis, J., Bentley, K., Boetcher, H. & Cassiello-Robbins, C. (2019). Transdiagnostische Behandlung emotionaler Störungen. Bern: Hogrefe.

Baumann, K. & Linden, M. (2008). Weisheitskompetenzen und Weisheitstherapie. Die Bewältigung von Lebensbelastungen und Anpassungsstörungen. Lengerich: Pabst.

Beck, A.T. (1976). Cognitive therapy and the emotional disorders. New York: International Universities Press. (Dt.: Wahrnehmung der Wirklichkeit und Neurose. Kognitive Psychotherapie emotionaler Störungen. München: Pfeiffer, 1979)

Beck, A.T., Rush, A.J., Shaw, B.F. & Emery, G. (1979). Cognitive therapy of depression. New York: Guilford. (Dt.: Kognitive Therapie der Depression. 4. Aufl. Weinheim: Psychologie Verlags Union, 1994)

Beck, A.T., Wright, F.D., Newman, C.F. & Liese, B.S. (1997). Kognitive Therapie der Sucht. Weinheim: Psychologie Verlags Union.

Beck, J.S. (1999). Praxis der Kognitiven Therapie. Weinheim: Psychologie Verlags Union.

Bowlby, J. (1975). Bindung. Frankfurt: Fischer.

Bucher, A. (2007). Psychologie der Spiritualität. Weinheim, Basel: Beltz.

Caspar, F. (1996). Beziehungen und Probleme verstehen: Eine Einführung in die psychotherapeutische Plananalyse. Bern: Huber.

Caspar, F. (2008). Motivorientierte Beziehungsgestaltung – Konzept, Voraussetzungen bei den Patienten und Auswirkungen auf Prozess und Ergebnisse. In: Hermer, M. & Röhrle, B. (Hrsg.): Handbuch der therapeutischen Beziehung, Band 1. Tübingen: dgvt.

Ciompi, L. (1997). Die emotionalen Grundlagen des Denkens: Entwurf einer fraktalen Affektlogik. Göttingen: Vandenhoeck & Ruprecht.

Dilling, H., Mombour, W. & Schmidt, M.H. (Hrsg.) (1993). Internationale Klassifikation psychischer Störungen: ICD-10, Kapitel V (F); klinisch-diagnostische Leitlinien/ Weltgesundheitsorganisation. Bern: Huber.

Ehlers, A. (1999). Posttraumatische Belastungsstörung. Göttingen: Hogrefe.

Eifert, G. (2011). Akzeptanz- und Commitment-Therapie (ACT). Fortschritte der Psychotherapie, Band 45. Göttingen, Bern, Wien: Hogrefe.

Fairburn, C.G. (2012). Kognitive Verhaltenstherapie und Essstörungen. Stuttgart: Schattauer.

Falkai, P. & Wittchen, H.U. (Hrsg.) (2014). Diagnostisches und statistisches Manual psychischer Störungen DSM-5. Göttingen: Hogrefe.

Farrell, J. & Shaw, I. (2013). Schematherapie in Gruppen. Therapiemanual für die Borderline-Persönlichkeitsstörung. Weinheim, Basel: Beltz.

Fiedler, P. (1996). Verhaltenstherapie in und mit Gruppen. Weinheim: Psychologie Verlags Union.

Fiedler, P. (1997): Therapieplanung in der modernen Verhaltenstherapie: Von der allgemeinen zur phänomen- und störungsspezifischen Behandlung. In: Reinecker, H. & Fiedler, P. (Hrsg.): Therapieplanung in der modernen Verhaltenstherapie. Eine Kontroverse. Lengerich: Pabst.

Fiedler, P. (2001). Dissoziative Störungen und Konversion. Weinheim: Psychologie Verlags Union.

Flammer, A. (1990). Erfahrung der eigenen Wirksamkeit. Einführung in die Psychologie der Kontrollmeinung. Bern: Huber.

Germer, Ch. (2015). Der achtsame Weg zum Selbstmitgefühl. Freiburg/Breisgau: Arbor.

Gilbert, P. (2010). Compassion focused therapy. London: Routledge. (Dt.: Compassion Focused Therapy. Paderborn: Junfermann, 2013)

Goschke, T. (1996). Lernen und Gedächtnis: Mentale Prozesse und Gehirnstrukturen. In: Roth, G. & Prinz, W. (Hrsg.): Kopf-Arbeit. Heidelberg: Spektrum Akademischer Verlag.

Grawe, K. (1992). Komplementäre Beziehungsgestaltung als Mittel zur Herstellung einer guten Therapiebeziehung. In: Margraf, J. & Brengelmann, J. (Hrsg.): Die Therapeut-Patient-Beziehung in der Verhaltenstherapie. München: Röttger.

Grawe, K. (1998). Psychologische Therapie. Göttingen: Hogrefe.

Grawe, K., Donati, R. & Bernauer, F. (1994). Psychotherapie im Wandel – von der Konfession zur Profession. Göttingen: Hogrefe.

Greenberg, L.S., Rice, L.N. & Elliott, R. (1993). Facilitating emotional change. The moment-by-moment process. USA: The Guilford Press. (Dt.: Emotionale Veränderung fördern. Grundlagen einer prozess- und erlebnisorientierten Therapie. Paderborn: Junfermann, 2003)

Greenberg, L.S. & Safran, J.D. (1987). Emotion in psychotherapy. USA: The Guilford Press.

Grossmann, K. & Grossmann, K. (2000). Bindung, Exploration und internale Arbeitsmodelle – der Stand der Forschung. In: Parfy, E., Redtenbacher, H., Sigmund, R.,

Schoberberger, R. & Butschek, C. (Hrsg.): Bindung und Interaktion: Dimensionen der professionellen Beziehungsgestaltung. Wien: Facultas, 13–38.

Grossmann, K. & Grossmann, K. (2004). Bindungen – das Gefüge psychischer Sicherheit. Stuttgart: Klett-Cotta.

Guidano, V.F. (1991). The self in process: Toward a post rationalist cognitive therapy. New York: Guilford Press.

Guidano, V.F. & Liotti, G. (1983). Cognitive processes and emotional disorders. New York: Guilford.

Hand, I. (2008). Strategisch-systemische Aspekte der Verhaltenstherapie. Wien, New York: Springer.

Hayes, S.C., Strohsal, K.D. & Wilson, K.G. (1999). Acceptance and commitment therapy – an experiential approach to behavior change. New York: Guilford. (Dt.: Akzeptanz- und Commitment-Therapie. Ein erlebnisorientierter Ansatz zur Verhaltensänderung. München: CIP-Medien, 2004)

Heßler, J. & Fiedler, P. (2019). Transdiagnostische Interventionen in der Psychotherapie. Stuttgart: Schattauer.

Hinsch, R. & Pfingsten, U. (2002). Gruppentraining sozialer Kompetenzen GSK. Grundlagen, Durchführung, Anwendungsbeispiele. Weinheim: Beltz, Psychologie Verlags Union.

Izard, C.E. (1977). Human emotions. New York: Plenum. (Dt.: Die Emotionen des Menschen. Eine Einführung in die Grundlagen der Emotionspsychologie. Weinheim: Beltz-PVU, 1994)

Jacob, G. & Arntz, A. (2015). Schematherapie in der Praxis. 2. Aufl. Weinheim, Basel: Beltz.

Kabat-Zinn, J. (2005). Coming to our senses. Healing ourselves and the world through mindfulness. USA, Canada: Hyperion. (Dt.: Zur Besinnung kommen. Freiamt: Arbor, 2018)

Kabat-Zinn, J. (2013). Full Catastrophe Living. Using the Wisdom of Your Body and Mind to Face Stress, Pain, and Illness. Revised and Updated Edition. New York: Bantam Books. (Dt.: Gesund durch Meditation. München: Droemer-Knaur, 2006)

Kanfer, F.H., Reinecker, H. & Schmelzer, D. (2012). Selbstmanagement-Therapie. Ein Lehrbuch für die klinische Praxis. 5. Auflage. Berlin: Springer.

Lakoff, G. (1998). Leben in Metaphern: Konstruktion und Gebrauch von Sprachbildern. Heidelberg: Carl Auer.

Legenbauer, T. & Vocks, S. (2006). Manual der kognitiven Verhaltenstherapie bei Anorexie und Bulimia nervosa. Weinheim: Beltz.

Linehan, M.M. (1993). Cognitive-behavioral treatment of borderline personality disorder. New York: Guilford. (Dt.: Dialektisch-Behaviorale Therapie der Borderline-Persönlichkeitsstörung. München: CIP-Medien, 1996)

Linehan, M.M. (1996): Trainingsmanual zur Dialektisch-Behavioralen Therapie der Borderline-Persönlichkeitsstörung. München: CIP-Medien.

Loose, Ch., Graaf, P. & Zarbock, G. (2013). Schematherapie mit Kindern und Jugendlichen. Weinheim: Beltz.

Mahoney, M.J. (1974): Cognition and behavior modification. Cambridge, Massachusetts: Ballinger. (Dt.: Kognitive Verhaltenstherapie. München: Pfeiffer, 1977)

Mahoney, M.J. (1991). Human change processes: the scientific foundations of psychotherapy. USA: Basic Books.

Margraf, J. & Schneider, S. (1990). Panik. Angstanfälle und ihre Behandlung. Berlin: Springer.

Parfy, E. (2012). Schema Therapy, Mindfulness and ACT – Differences and Points of Contact. In: van Vreeswijk, M., Broersen, J. & Nadort, M. (ed.): The Wiley-Blackwell handbook of schema therapy: theory, research and practice. Chichester: John Wiley & Sons, S. 229–237.

Parfy, E. (2018). Schematherapie und ACT (Akzeptanz- und Commitment-Therapie) – Wie können die beiden Ansätze in Beziehung treten? Verhaltenstherapie & Verhaltensmedizin 39 (3), S. 283–296.

Parfy, E. & Lenz, G. (2018). Menschenbild. In: Margraf, J. & Schneider, S. (Hrsg.): Lehrbuch der Verhaltenstherapie, Bd. 1: Grundlagen, Diagnostik, Verfahren und Rahmenbedingungen psychologischer Therapie (S. 51–67). Berlin: Springer.

Parfy, E., Schuch, B. & Lenz, G. (2016). Verhaltenstherapie. Moderne Ansätze für Theorie und Praxis. 2., vollständig überarbeitete Auflage. Wien: UTB/Facultas.

Piaget, J. (1936). The origin of intelligence in children. New York: International Universities Press. (Dt.: Das Erwachen der Intelligenz beim Kinde. Stuttgart: Klett-Cotta, 1975)

Roediger, E. (2011). Praxis der Schematherapie: Lehrbuch zu Grundlagen, Modell und Anwendung. Stuttgart: Schattauer.

Roediger, E., Simeone-DiFrancesco, Ch. & Stevens, B. (2015). Paare in der Schematherapie. Von der Einbeziehung des Partners bis zur Paartherapie. Weinheim, Basel: Beltz.

Schindler, L., Hahlweg, K. & Revenstorf, D. (1998). Partnerschaftsprobleme: Diagnose und Therapie. Handbuch für den Therapeuten. Berlin: Springer.

Schindler, L., Hahlweg, K. & Revenstorf, D. (1999). Partnerschaftsprobleme: Möglichkeiten zur Bewältigung. Ein Handbuch für Paare. 2. Aufl. Berlin, Heidelberg, New York: Springer.

Schmucker, M. & Köster, R. (2014). Praxishandbuch IRRT. Imagery Rescripting & Reprocessing Therapy bei Traumafolgestörungen, Angst, Depression und Trauer. Stuttgart: Klett-Cotta.

Schorr, A. (1984). Die Verhaltenstherapie. Ihre Geschichte von den Anfängen bis zur Gegenwart. Weinheim: Beltz.

Siegel, D.J. (2006). Wie wir werden, die wir sind. Neurobiologie und die Entwicklung des Menschen in Beziehungen. Paderborn: Junfermann.

Spitzer, N. (2019). Ungewissheitsintoleranz und die psychischen Folgen. Behandlungsleitfaden für Psychotherapie und Beratung. Berlin: Springer.

Steil, R., Dyer, A., Priebe, K. & Bohus, M. (2017). Dialektisch Behaviorale Therapie für Patienten mit schwerer PTBS nach sexuellem Missbrauch in der Kindheit. Stuttgart: Kohlhammer.

Stern, D. (1998). Die Lebenserfahrung des Säuglings. Stuttgart: Klett-Cotta.

Törneke, N. (2012). Bezugsrahmentheorie. Eine Einführung. Paderborn: Junfermann.

van Vreeswijk, M., Broersen, J. & Schurink, G. (2012). Achtsamkeit und Schematherapie. Lichtenau/Westfalen: Probst.

Villatte, M., Villatte, J. & Hayes, S.C. (2016). Mastering the clinical conversation. Language as intervention. New York: Guilford.

Wells, A. (2011). Metakognitive Therapie bei Angststörungen und Depression. Weinheim: Beltz.

Williams, M., Teasdale, J. Segal, Z. & Kabat-Zinn, J. (2007). The mindful way through depression. Freeing yourself from chronic unhappiness. New York, London: Guilford.

Young, J. (1990). Cognitive therapy for personality disorders: a schema-focused approach. Sarasota: Professional Resource Press.

Young, J. & Klosko, J. (2006). Sein Leben neu erfinden. Wie sie die Lebensfallen meistern. Paderborn: Junfermann.

Young, J., Klosko, J. & Weishaar, M. (2003). Schema therapy: a practitioner's guide. New York: Guilford. (Dt.: Schematherapie. Ein praxisorientiertes Handbuch. Paderborn: Junfermann, 2005)

Zarbock, G. (2008). Praxisbuch Verhaltenstherapie. Grundlagen und Anwendungen biografisch-systemischer Verhaltenstherapie. Lengerich: Pabst.